广西教育科学"十三五"规划 2019 年度民族教育专项课题"民族地区农村义务教育学生营养改善政策实施研究"（课题立项号：2019ZJY068）研究成果。

民族地区农村义务教育学生营养改善政策实施研究

张姝娜 ◎ 著

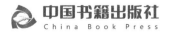

中国书籍出版社
China Book Press

图书在版编目（CIP）数据

民族地区农村义务教育学生营养改善政策实施研究 /

张姝娜著 . -- 北京 : 中国书籍出版社 , 2024. 10.

ISBN 978-7-5241-0058-4

Ⅰ . R153.2

中国国家版本馆 CIP 数据核字第 20246V3Y14 号

民族地区农村义务教育学生营养改善政策实施研究

张姝娜　著

图书策划	成晓春	
责任编辑	张　娟　　成晓春	
封面设计	博健文化	
责任印制	孙马飞　　马　芝	
出版发行	中国书籍出版社	
地　　址	北京市丰台区三路居路 97 号（邮编：100073）	
电　　话	（010）52257143（总编室）　（010）52257140（发行部）	
电子邮箱	eo@chinabp.com.cn	
经　　销	全国新华书店	
印　　刷	天津和萱印刷有限公司	
开　　本	710 毫米 ×1000 毫米　1/ 16	
字　　数	185 千字	
印　　张	9.5	
版　　次	2025 年 1 月第 1 版	
印　　次	2025 年 1 月第 1 次印刷	
书　　号	ISBN 978-7-5241-0058-4	
定　　价	68.00 元	

前　言

　　近年来，随着社会的发展以及经济水平的提高，我国越来越重视农村地区学生的营养状况，于 2011 年开始实行一项解决农村义务教育学生就餐问题的健康计划——学生营养改善计划。这项计划的提出与推行是为了使《国家中长期教育改革和发展规划纲要（2010—2020）》得到全面贯彻落实。农村义务教育学生营养改善计划自 2011 年秋季启动以来，取得的成就令人瞩目，但现有研究的数量、广度和深度远不能满足现实需求。本书采用文献研究、问卷调查、实地调研、案例分析等方法，全面研究该营养改善计划的组织实施，对实施模式、政策实践效果、社会满意度等方面展开探讨，并分析了优秀试点城市的供餐管理经验，从国际视野介绍了学校供餐的制度、进展和经验。希望基于证据的研究结果能为相关领域的政策制定者和执行者提供参考和借鉴。

　　2011 年，《国务院办公厅关于实施农村义务教育学生营养改善计划的意见》颁布，决定以贫困地区和家庭经济困难学生为重点，启动实施农村义务教育学生营养改善计划（以下简称营养改善计划），提高农村学生营养健康水平，缩小社会贫富差距以及地区和城乡差距，实现人民共享发展成果、共同富裕的最终目标。营养改善计划是加快农村教育发展，促进教育公平的重要政策，也是教育精准扶贫的重要举措。实施好这一政策，有利于提高农村学校教育质量、保证学生受教育年限和确保农村学生营养水平均衡。

　　营养改善计划以中央政府为主导在农村义务教育学校推广，吸取了各类社会组织的学生营养改善项目的工作经验，如希望厨房、春苗营养计划、免费午餐等项目，以及各地政府广泛开展的蛋奶工程的经验。我国的营养改善计划同时覆盖了小学和初中阶段，覆盖范围走在世界前列。尽管我国的营养改善计划覆盖率扩展速度令世界瞩目，但覆盖率只是项目产出的一部分。《国民营养计划（2017—2030 年）》将营养改善计划列为贫困地区重点人群营养干预的重要举措，也提出了因地制宜制定膳食营养指导方案，开展区域性的精准分类指导和宣传教育，营养改善计划的实施将逐步提高专业化水平，从而提高工作质量。同时，国内关于学生营养学的研究较多，但有关营养改善计划组织实施政策方面的研究非常零散，实证研究的样本量有限。为此，我们撰写了本书，以期对国内该领域的研究有所助益。

本书研究是国内较早开展的大规模农村义务教育学生营养改善计划调查。调查对象覆盖面广，涉及各方面的利益相关者，包括家长、学生、教师、相关从业者和管理者。研究方法全面，有文献研究、案例研究、实地调研和问卷调查等，保障了研究的质量。本书的实践价值在于为决策者和实践者提供了政策建议和改进依据。对其他国家的案例分析和介绍也有助于为我国实践领域的开拓提供可资借鉴的经验。

研究发现，我国营养改善计划最宝贵的经验在于各级政府高度重视。在资金不足、制度还不完善的情况下，我国各级政府、有关部门及其工作人员没有等、靠、要，而是加班加点创新各种措施，使此计划在短时间内大范围和高质量地铺开，使学生受益、农村家庭受益，促进了中华民族新一代儿童身体素质的提高，促进了我国农村经济的发展，获得了国际社会的赞誉。但是，营养改善计划实施时间相对较短，存在着运营经费缺乏进而导致公用经费被挤占、从业人员队伍水平不高等问题，有待改进。营养改善计划在实施的初期阶段可以依靠工作人员的热情和奉献弥补制度安排的缺陷，但长期如此下去，对营养改善计划的运行是有害的，必须从顶层设计上解决从农村义务教育学生营养改善计划领导小组办公室（以下简称"营养办"）到学校食堂的运营保障问题。我们还需要认识到，营养改善计划不仅是通过吃一顿饭去提升身体素质，它也是食育的载体，是传承中国饮食文化的关键环节。有关的饮食教育、劳动教育等也需要适时跟进。

总之，营养改善计划政策的实施，对于促进农村地区学生的健康成长，提高农村地区学校的教育教学质量有着重要的作用。

张姝娜

2024 年 4 月

目 录

第一章　绪论

长期以来，农村义务教育阶段学生的营养问题并未得到很高的重视，较少有深入系统和全面的研究，存在研究不足的现象。本书选取我国民族地区农村义务教育学生营养改善计划政策为研究对象，力求从理论和实践上探索出营养改善计划政策执行的优化建议。

第一节　研究背景

一、研究缘由

《国家中长期教育改革和发展规划纲要（2010—2020年）》（以下简称《纲要》）明确提出要"提倡合理膳食，改善学生营养状况，提高贫困地区农村学生营养水平"。为了贯彻落实《纲要》精神，加快农村教育发展，促进教育公平，2011年，《国务院办公厅关于实施农村义务教育学生营养改善计划的意见》（国办发〔2011〕54号）颁布实施。此政策文件对农村义务教育学生营养改善计划（以下简称营养改善计划）的重要意义与主要内容做了重要论述，尤其强调要把食品安全放在首要位置。

营养改善经历了从试点到全面推行、从提高补助标准到优化管理的发展历程。首先，政府在贫困地区试点，为学生提供免费或给予相应补贴的营养餐，改善学生的营养状况。随着试点的积极效果得到认可，2012年至2014年，政府逐步完善了实施细则和管理办法，提高了补助标准，以扩大覆盖范围和提高营养餐供应质量。到2016年，营养改善计划已覆盖全国29个省，受益学生达3.4亿人次，取得了显著的成效，如降低了学生的贫血率、提高了学生的营养知识水平等。

在实施过程中，政府不断加大投入力度，提高补助标准，优化管理措施，并鼓励地方探索适合本地情况的实施方案。截至目前，营养改善计划已覆盖了大部分农村学校，受益学生人数不断增加，有效改善了学生的营养健康状况，减轻了贫困学生的家庭负担以及更好地促进了教育公平，为农村教育发展提供了有力支撑。

尽管该政策一定程度上改善了农村学生的营养状况，然而，仍存在受益群体不均衡、资源分配不公等问题，尤其是民族地区农村义务教育学生的营养问题十分突出。民族地区独特的地理位置、经济发展水平、文化习俗和生活方式，使得政策实施的难度和复杂度远高于其他地区。此外，民族地区的教育和卫生资源相对缺乏，进一步增加了政策落实的难度。故而，政府应重在提升营养改善计划的执行效果和持续性，确保对农村学生的全覆盖。

基于以上分析，深入研究民族地区对营养改善计划的实施情况具有极高的时代价值。其一，本研究有助于政府深入了解民族地区农村学生的营养状况和需求，从而制定更为有效的政策措施。通过对学生的营养摄入情况、健康状况以及影响因素的深入调查和分析，可以为政府在该领域的投入和决策提供科学的依据。其二，对政策执行过程中存在的问题与困难进行分析，能够为相关部门提供相应的改进措施和建议，提高政策的执行力和执行效果，确保政策红利能够真正惠及政策目标群体，进而促进民族地区农村义务教育学生的全面发展。

基于此，对民族地区营养改善计划的实施情况进行研究具有重大意义。本研究围绕民族地区营养改善计划的落实情况及其取得的成效等方面进行阐述。

二、研究视角

政策的成功不仅取决于其设计，还取决于执行过程中的管理和资源配置。民族地区实施营养改善计划不是简单的营养补给，其也涉及多层次因素。故而，单一的视角无法全面、深入、具体地探析民族地区对营养改善计划的实施情况。复杂、多样的因素迫切需要研究者采用多视角对其进行理性剖析。

首先，受地理条件和经济发展水平的限制，民族地区的教育资源相对匮乏，学校往往面临师资短缺、教学设备不足等问题，从而影响了营养改善计划的实施及其效果。

其次，民族地区的民族众多，不同民族有不同的文化传统和饮食习惯，政府在设计政策时需要考虑到当地的文化特点，制定符合当地文化的营养改善方案，以确保政策的可行性和接受度。此外，民族地区的经济发展水平相对较低，居民收入水平较低，家庭经济条件不佳。以上因素导致部分家庭无法为子女提供足够的营养支持。故而，政府通过实施营养改善计划为民族地区农村学生提供必要的营养补充。

最后，民族地区的营养改善计划的实施涉及多方利益关系的协调。政府、学校、家庭、学生等各方都有不同的利益诉求，需要在各方利益之间进行平衡，确保政策能够顺利实施并达到预期效果。同时，由于地方政府和学校管理机构可能存在权责不清、执行力不足等问题，进一步增加了政策实施的难度。因此，对政策执行过程的全面研究以及深入分析政策实施过程中的各种因素能够帮助相关部门和组织有效识别和解决上述问题，为政策执行者提供更为科学实用的管理策略以及合理的资源配置建议，从而提高政策实施的整体效果。

针对上述难题，本研究选择儿童利益最大化原则、"三圈理论"和历史制度主义等视角对民族地区农村义务教育学生营养改善计划的实施情况进行分析。首先，儿童利益最大化原则强调的是保障儿童的权益和利益。在营养改善计划的实施中，应该将学生的营养健康放在首要位置，确保政策的制定和实施能够最大程度地促进学生的身心健康发展。通过这一视角，本研究通过评估政策实施对儿童营养健康的影响，提出了改进措施。其次，"三圈理论"建构了"价值""能力""支持"三要素分析维度，可以更好地理解政策实施过程中各因素之间的关系，从而找到提升政策实施成效的有效途径。基于此，民族地区农村义务教育学生营养改善计划的实施研究需要考虑到政策的公共价值、政府和相关机构的执行能力以及社会各界的支持程度，只有综合考虑这三个方面的因素，才能够找到政策的有效实施路径。最后，历史制度主义强调制度的变迁对政策实施的影响。在研究民族地区农村义务教育学生营养改善计划的政策实施问题时，需要考虑到政策演变的历史脉络和制度背景，了解过去政策实施的经验和教训，从而为当前的政策实施提供借鉴和启示。从历史制度主义视角分析民族地区农村义务教育学生营养改善计划政策的实施可以更好地理解政策实施中的各种挑战和难题。

三、研究意义

对事关学生身心健康的营养改善计划展开研究极为迫切和重要。本研究对民族地区农村义务教育学生营养改善计划的实施情况进行了深入分析，旨在改善学生的营养状况、提高其学习效率和质量，促进其德、智、体、美、劳等方面全面发展。

从理论上看，本研究可以为深入理解政策实施过程中的挑战和问题提供理论支持。首先，通过儿童利益最大化原则的应用，确保政策的设计和实施真正以学生的健康为出发点，最大程度地保障学生的身心健康发展。其次，"三圈理论"的运用可以帮助我们深入分析政策实施中的各种因素之间的相互作用，从而找到解决问题的有效途径。最后，历史制度主义的视角有助于我们从制度变迁角度深入思考政策实施中面临的各种挑战和问题，从而为当前政策的实施提供借鉴。

在实践层面，本研究能够为政府决策、政策的制定和实施提供现实指导。首先，通过深入研究民族地区农村义务教育学生营养改善计划的实施情况，可以更好地了解当地学生的营养状况和需求，为政府制定出更有针对性和有效的政策措施提供现实依据。其次，通过分析政策执行过程中出现的问题和困难可以为相关部门提供改进建议，提高政策的执行力和执行效果。最后，通过深入研究历史和制度对政策实施的影响帮助政府更好地克服各种挑战，确保政策顺利实施，最终实现促进民族地区农村义务教育全面发展的目标。

综上所述，本研究通过理论和实践的结合，可以更好地推动民族地区农村义务教育学生营养改善计划的顺利实施，促进当地学生的身心健康发展。

第二节　核心概念界定

一、民族地区农村义务教育

"民族地区农村义务教育"包含"民族地区"和"农村义务教育"两层意思。"民族地区"应对的是民族性和地方性的问题，少数民族地区一般简称为民族地区。我国是多民族国家，各民族呈现"大杂居，小聚居"的混居情况，聚居地难以用人口统计指标进行划分。在法律和政策层面上，民族地区、少数民族地区、民族聚居区、少数民族聚居区此四个词的使用语境高度重合，因此在中文语境中，"少数民族地区"中的"少数"一词常常被隐含在"民族地区"中，在许多研究中，民族地区默认为以少数民族人口占多数的乡村地区。可以认为，此四个词在目前情况下可以相互等同。但是，为防止"民族地区"概念过于泛化，本书将"民族地区"限定于广西壮族自治区内。

"农村义务教育"应对的是农村落后性和封闭性的教育问题。《国家中长期教育改革和发展规划纲要（2010—2020年）》指出，义务教育是国家依法统一实施、所有适龄儿童少年必须接受的教育，是国家必须予以保障的公益性事业，具有强制性、免费性和普及性，是教育工作的重中之重。农村义务教育是指在农村地区免除学生学费、杂费的义务教育。农村义务教育作为义务教育的一种，也具有义务教育的基本特点。2000年年底，我国九年义务教育规模达到19269.5万人，实现了基本普及九年义务教育的战略目标。进入21世纪后，党和政府把农村义务教育作为重中之重，不断加大对农村教育的扶持力度，用不到20年的时间完成了发达国家用百年才完成的普及义务教育的任务。但是无论是教育质量、师资力量还是教学环境，农村地区的义务教育仍然是短板。[①]

"民族地区农村义务教育"是指免除学生学费、杂费，保障民族地区农村学生接受基本教育的义务教育，以弥补地区教育发展的不足。民族地区农村义务教育的实施能够提高民族地区的人力资源水平以及促进国家的长远发展。学校教育不仅要重视入学机会、资源配置和教育成果的均衡，还肩负着传承和弘扬优秀的区域文化。

二、营养改善计划

营养是人体生命活动的物质基础，是维持生命、促进生长发育、保持健康、提高学习能力和工作效率的必要条件。健康是人的最基本的权利，也是社会和经济发展的重要基础。教育是实现人的全面发展和社会进步的重要途径，是提高人民素质和国家竞争力的关键因素。营养、健康和教育之间存在着密切的关系。儿童时期是个人成长发育的关键阶段，营养摄入和食品安全不仅会影响其当前的身

---

① 张静.21世纪乡镇政府农村义务教育供给问题研究：以山东Y镇为例 [D]. 济南：山东大学，2022.

心健康，还会通过改变认知、知识和技能的获得影响其未来人力资本的积累和劳动报酬。营养不良则会影响学生的身体发育、智力发展、学习成绩，而教育水平的提高则有利于改善营养状况、提高健康水平和生活质量。

为进一步改善农村学生的营养状况，提高农村学生的健康水平，2011 年，《国务院办公厅关于实施农村义务教育学生营养改善计划的意见》颁布，规定自 2011 年秋季学期起，在贫困地区启动农村义务教育学生营养改善计划试点工作。营养改善计划是指国家和地方政府为提高农村义务教育学生的营养水平和健康状况，通过提供营养膳食补助、改善学校供餐条件、加强食品安全监管、开展营养健康教育和监测评估等措施，实施的一项惠民政策。该计划体现了党中央、国务院对农村学生身心健康的深切关怀，是促进农村教育事业发展和教育公平的重要举措，也是增强一代人体质和国家综合实力的战略性工程。

营养改善计划的实践背景是我国农村地区学生的营养不良和教育不足问题。我国农村地区学生的营养不良问题长期存在，尤其是在欠发达地区，农村学生的营养状况普遍低于城市学生，影响了农村学生的身体发育、智力发展和学习效果。我国农村地区学生的教育不足问题也十分突出，农村学生的教育机会和教育质量与城市学生存在明显差距，导致了农村学生的社会竞争力不高。这些问题不仅损害了农村学生的个人权益，也制约了我国的人力资本积累和社会经济发展。因此，营养改善计划的实施可以有效改善农村学生的营养状况、提高农村学生的健康水平、促进农村学生的全面发展，从而提高农村教育的质量和效益，缩小城乡教育差距，实现教育公平和社会公平。

营养改善计划的实施主体是地方各级政府，实行地方为主，分级负责，各部门、各方面协同推进的管理体制，政府起主导作用。营养改善计划的实施对象是农村义务教育阶段的学生，主要包括国家计划地区（原集中连片特困地区县，不含县城）和地方计划地区（原国家扶贫开发工作重点县、原省级扶贫开发工作重点县、民族自治县、边境县、革命老区县）的农村学生。

三、公共政策实施

公共政策可以被定义为"公共权力机关经由政治过程所选择和制定的为解决公共问题、达成公共目标、实现公共利益的方案"，或者是"政府为改变其经济和社会而进行的一系列活动"。它是通过一系列称为"政策周期"的阶段实施的，包括议程设置、制定、合法化、实施和评估等阶段。公共政策的本质是对社会利益的权威性分配，涉及利益选择、利益整合、利益分配和利益落实四个环节。

公共政策实施是指政府或其他公共部门为了实现既定的政策目标而采取一系列行动。公共政策实施是公共政策过程的重要组成部分，它是政策制定的延续和补充，也是政策评估的基础和前提。公共政策实施的效果直接影响到政策的有效性和合理性，以及政府的公信力和形象。

公共政策实施的过程植根于更广泛的公共管理和政治科学领域。它涉及政府制定的政策如何被各种组织执行。公共政策实施的早期理论方法主要是自上而下的，强调了一个层级分明、线性的过程。然而，自上而下的政策执行方式忽视了现实世界政策实施的复杂性和动态性。作为回应，自下而上的政策执行方法应运而生，重点关注地方条件、基层官僚和非政府行为者如何影响实施过程。以上理论认为，成功的政策实施往往是运行层面各利益相关方之间协商和互动的结果，而不仅是对上级指令的遵循。

公共政策实施面临着政策目标的模糊性、资源限制多元利益相关者的利益协调等多重挑战。第一，政策目标的模糊性既为政策实施创造了更多空间，也会阻碍政策目标的实现。第二，资源限制影响政策实施效果。无论是财力还是人力，都可能显著影响政策实施的有效性。第三，多元利益相关者的利益协调影响政策实施效果。

分配足够的资源并高效管理它们是决定政策执行成功的关键方面。

有效的公共政策实施需要进行战略性规划和管理，包括制定清晰的沟通政策目标，确保不同政府层面的目标一致，以及促进各利益相关者之间的协作。此外，监测和评估机制对于评估政策的影响并进行必要调整至关重要。

公共政策的实施方式影响政府机构的信誉和合法性。实施方式合理可以增强公众对政府的信任，不合理则可能导致公众产生怀疑。在中国，公共政策的实施还需要考虑中国特有的社会政治经济环境。西方的公共政策理论可能无法完全适用于中国，因此，在研究国外的公共政策案例时，需要结合中国的国情和制度特点进行本土化的理解和应用。

第三节　文献综述与问题界定

一、文献综述

（一）国内关于农村义务教育学生营养改善计划政策的研究

1. 关于农村义务教育学生营养改善计划政策实施中的问题的研究

关于营养改善计划政策实施问题的研究，大多数学者认为我国农村义务教育学生的营养情况有所改善，但在政策实施过程中依然存在众多问题。有学者认为我国学生的营养状况依然存在城乡差距显著的现象，面临着营养过剩和营养不良的双重负担。有学者提出在政策实施过程中存在部分教师的工作量增加，影响了教学质量；统一采购有待完善，食品和资金安全隐患大；目标人群不精准，不能发挥政策的最大效益等问题。

2. 关于农村义务教育学生营养改善计划政策实施中的影响因素的研究

关于政策实施影响因素的研究，有学者认为影响政策执行的因素有五点，包括政策自身因素、政策执行主体因素、目标群众因素、政策运行机制因素和政策资源因素。有学者提出政策执行者对政策内涵与重要性的理解存在差异，且政策设计中自身存在的时效性等主客观因素导致贯彻执行中出现了认知型、敷衍型、筛选型等问题。

3. 关于农村义务教育学生营养改善计划政策完善的研究

学者们通过调查实践研究，对农村义务教育学生营养改善计划政策的完善提出了各种方案。有学者通过对云南农村政策实施的研究提出"提高执行主体的政策认知水平、完善政策执行保障机制、改善政策执行方法"[①]的政策完善建议。有学者对西北 122 所农村小学进行了调查，提出学校应逐步将营养健康知识列入小学阶段教育内容，加强农村小学食堂等基础设施建设，加强食堂管理人员、校长、

---

① 秦金梅，吴晓东 . 云南省农村义务教育学生营养改善计划政策执行情况研究 [J]. 云南民族大学学报（哲学社会科学版），2019，36（4）：145-153.

老师及家长的营养健康知识培训。[①] 还有学者通过对广西某村的调查，发现学生中贫血的人数仍然占有相当的比例，由此提出必须加强学生营养健康教育，加强对教师、家长的营养教育和对学生食堂及营养配餐的指导，引导学生养成科学的饮食习惯。[②] 除此以外，有学者在对贵州农村政策实施开展研究的基础上，提出政府应"树立政府责任意识，发挥政府在'计划'运行过程中的监管作用，确保这一职能的长效性；政府要将责任侧重于履行义务上，认识这一举措的重要性；重视专项资金投入，应加大食堂设备的资金投入，重视对长效机制建立的资金投入，重视机制研究工作"[③]。

（二）国外关于农村义务教育学生营养改善计划政策的研究

关于校园营养餐的研究，国外发达国家起步较早，目前已存在比较完善的运作模式和管理体系。许多发展中国家如泰国、印度等也在积极探索校园营养餐政策，对国外文献的梳理对本课题的研究有重要的借鉴意义。

早些年，国外学者主要从立法、政策解读和政策制定三方面对校园营养餐相关问题进行研究。美国先后颁布了《全国学校午餐法案》《儿童餐卫生法令》等相关法律，逐渐建立并完善了营养改善计划的法律体系。

世界上绝大多数国家都实施了校园营养餐计划，也有大量的研究评估了这些政策的效果。发达国家的证据表明，校园营养餐能够提高儿童每天的营养摄入，提高儿童的身体质量指数（BMI）和体脂率，改善儿童健康，但同时可能带来肥胖问题。相对于发达国家，发展中国家实施校园营养餐计划的目标是消除饥饿、改善健康等，大量研究都发现校园营养餐对发展中国家儿童的成长及健康有积极作用。有关校园营养餐影响健康的传导路径已经有了较为成熟的研究成果。校园营养餐计划提高了能量和微量元素的可获得性，带来微量元素摄入、饮食行为、活动能力的提升以及患病率的降低，最终体现为人力资本的提升。

---

① 史耀疆，王欢，田民正，等. 农村义务教育学生营养改善计划实施前的现状分析和政策建议：来自西北 122 所贫困农村小学的调查 [J]. 教育与经济，2012（1）：4-8.
② 黄晓兰. 广西某县农村义务教育学生实施营养改善计划后营养状况评价 [J]. 中国学校卫生，2015，36（6）：906-907.
③ 王金玉，熊小四. 贵州省农村义务教育学生营养改善计划政策实施的现状研究 [J]. 黔南民族师范学院学报，2015，35（2）：98-100.

（三）对已有研究的评述

上述研究涵盖了国内外关于农村义务教育学生营养改善计划政策的研究，为我们深入了解该政策的实施情况和存在的问题提供了全面的视角。从研究内容来看，国内研究主要聚焦于政策实施过程中的问题，如食品安全隐患、教师工作量增加等。而国外研究则更侧重于政策的实施效果评估，包括校园营养餐计划对儿童营养摄入、健康状况的影响等。在研究视野方面，国内研究主要从政策执行过程中的问题出发，探讨了影响政策执行的因素及完善对策；而国外研究则更关注政策的实施效果和加大政策执行力度的方法。在研究方法上，国内研究多采用调查实践和案例分析等定性方法，以了解政策实施中的具体问题，并提出相应的政策建议；而国外研究则多采用实证研究方法，如随机对照试验、干预试验等，通过对政策实施效果的量化评估，提出相应的政策改进建议。

综上所述，国内外研究共同揭示了农村义务教育学生营养改善计划政策的实施现状和存在的问题，为政策的优化和改进提供了重要参考。目前农村义务教育学生营养改善计划政策实施的研究存在以下问题：其一，国内对于农村义务教育学生营养政策实施的研究已经生成了部分有用的研究成果，但通常只采取调查研究方法进行分析和总结，缺乏理论支持且形式单一；此外，针对民族地区农村义务教育学生营养改善计划政策实施情况的研究较为缺乏。其二，国外对于低收入家庭的儿童的营养改善保证也有了初步的研究，具有部分可借鉴的经验。

二、问题界定

本研究旨在探究民族地区农村义务教育学生营养改善计划的实施效果，并辨析其中的问题所在，进而提出改进策略。为了解答这些问题，本研究将从以下三个方面展开分析：

在分析政策实施的现状和问题时，通过实地调查、访谈和问卷调查等方法收集了关于民族地区农村义务教育学生营养改善计划的实施数据。这项分析主要聚焦于政策的结构、流程以及实际效果，旨在深入理解政策在执行过程中遇到的主要难题和挑战。这些挑战可能涉及政策制定的科学性不足、监督机制的不完善、资源配置的不足以及政策效果的不显著等方面。通过这一分析，为政策的影响因素分析及未来的优化路径提供坚实的依据和参考，以解决这些问题，提高政策的有效性和执行效率。

在评估政策实施的影响和效果时，采用"三圈理论"进行综合评价，主要考虑公共价值、组织能力和公众支持三个关键层面。首先，从公共价值的角度重点探讨"政策是否能够最大化儿童权益，提升民族地区农村义务教育学生的营养状态和教育品质，同时促进教育的公平性和社会的整体发展"等问题，主要涵盖政策目标的合理性、政策效果的有效性、政策效益的公平性及政策影响的持续性等多个维度。其次，考察政策实施的组织能力，即评估政策执行者在结构、流程和资源配置方面的能力，确保政策能被有效实施，主要包括政策执行的组织结构、工作流程、资源配置以及协调机制等方面的评估。最后，公众支持的分析聚焦政策的社会认可度、社会参与度、社会满意度以及社会影响度，这对于增强政策的合法性和可持续性至关重要。通过考量政策的社会认可度、社会参与度、社会满意度以及社会影响度，可以全面了解政策对民族地区农村学生营养状况、健康水平、教育质量等方面的积极作用和长期价值。

在政策实施的优化和建议方面，结合对现状和问题的深入分析以及对国外成功案例的借鉴，从政策设计、资源配置、执行机构、监督评估以及社区参与等方面提出政策的改进措施。

第四节　研究设计与实施

一、研究思路与方法

（一）研究思路

第一，从民族地区农村义务教育学生营养改善计划政策文本出发，对各级各类政策出台背景和基本内容进行全面梳理；以"三圈理论"为基础，分别从政策的"公共价值""组织能力"和"公众支持"三个方面，结合政策文本进行分析。

通过对政策实施的环境分析，深入研究政策实施的政治、经济、文化和历史环境，以揭示政策实施所面临的机遇和挑战。

第二，采用调查研究法，以广西百色市为例，对当前农村义务教育学生营养改善计划政策的实施情况分别从政策的"公共价值""组织能力"和"公众支持"三个方面进行考察，分析在政策实施过程中这三方面的实际情况。

第三，对国内外成功案例进行深度剖析，总结出经验，并结合上一步的分析得出实际情况，将其与政策文本中体现的情况进行对比，分析影响其"公共价值""组织能力"和"公众支持"三个方面的因素。

第四，根据以上分析结果，提出完善民族地区农村义务教育学生营养改善计划政策的策略。

（二）研究方法

1. 文献研究法

研究文献主要包括各层各级出台的有关民族地区农村义务教育学生营养改善计划政策的文本和有关政策出台的背景材料。针对政策文件的处理：首先，对各级各类政策文件按照层级进行分类；其次，运用"三圈理论"从"公共价值""组织能力"和"公众支持"等维度对政策内容进行分析。针对政策出台的背景资料进行研究，整理出能够为本课题提供相关佐证资料的内容。

2. 问卷调查法

本研究选取民族地区享受该政策的学生、学生家长、学校工作人员以及当地政策落实工作人员为调查对象，共发放了1500份问卷，有效回收1437份，剔除无效问卷，最后共得到1360份问卷。

3. 实地访谈法

为进一步研究积累重要资料和依据，对部分学校营养改善计划工作开展的成效进行调查研究，本研究选取百色市右江区四塘镇、永乐镇、阳圩镇、汪甸瑶族乡为实地调研基地。访谈对象集中在县、校两级教育部门。主要选取以上地区的政策实施人员、农村小学校长、教师、学生家长和学生为访谈对象，共有18名被访谈者。访谈主要围绕现行政策体系在本地区的实施效果、对该项工作的想法和建议等内容展开，以便深入了解政策实施过程中遇到的问题。

4. 案例分析法

本研究将借鉴国外相关的成功案例，通过汲取经验，并进行本土化的调整和优化，为我国政策的创新和改进提供有益的启示和建议。一方面，本研究选取美国、日本和芬兰等国家的营养改善政策和实践作为域外经验；另一方面，本研究选取百色市作为案例对民族地区农村义务教育学生营养改善计划的具体实施情况展开研究，以期为今后农村义务教育学生营养改善计划的完善和有效实施提供现实依据。

本研究主要采用了文献法、问卷调查法、实地访谈法和案例分析法：首先，以文献法对民族地区农村义务教育学生营养改善计划政策文本进行梳理；其次，以问卷调查法、实地访谈法和案例分析法对民族地区农村义务教育学生营养改善计划政策的实施现状和影响因素进行调查研究和分析；最后，探讨完善民族地区农村义务教育学生营养改善计划政策的策略。本研究主要采用的技术路线如图1-4-1所示。

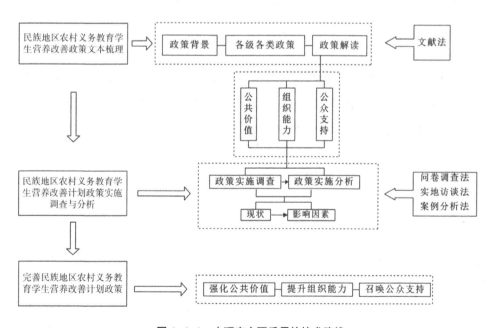

图 1-4-1 本研究主要采用的技术路线

二、资料收集与实施

本研究的资料收集主要分为两个阶段：第一阶段是政策文件收集，第二阶段是问卷调查和实地访谈。这两个阶段的目的是从不同的角度和层面，全面了解民族地区农村义务教育学生营养改善计划政策的实施情况，评估政策的效果和影响，发现政策的优势和不足，进而提出改进建议。

首先，收集我国与民族地区有关的农村义务教育学生营养改善计划政策文本，并对政策文本中公共价值、组织能力和公众支持的体现进行梳理。

其次，选取民族地区的中小学校进行实地调研。对民族地区农村学校的师生进行问卷调查，问卷内容包括学生的基本信息、营养状况、学习成绩、教育满意度等；教师和校长的基本信息、政策认知、政策执行、政策评价等。由此对民族八省区的农村义务教育学生营养改善计划政策的"价值""能力""支持"三个维度展开全面科学的调研，以全面掌握民族地区农村义务教育学生营养改善计划政策的实施现状、存在的问题以及影响因素。问卷调查的目的是通过大样本的数据收集，反映政策的普遍性和差异性，分析政策的有效性和公平性，探索政策与教育质量以及教育公平等因素的关系，为政策的评估和优化提供定量依据。

本研究选取民族地区的政策实施人员、农村小学校长、教师、学生家长和学生为访谈对象（共 18 名），每人的访谈时间为 60 分钟。实地访谈的内容包括政策的制定、执行、监督和评估等各个环节。实地访谈的目的是通过深入的资料收集，揭示政策的实施过程和机制，分析政策的适应性和可持续性，探讨政策与当地文化、社会、经济等因素的互动，为政策的改进和创新提供定性的支持。

本研究的实施步骤如下：第一步，收集资料、设计问卷和访谈提纲；第二步，组织和培训调查团队，分配任务并明确责任；第三步，进行问卷调查，收集和整理数据；第四步，进行实地访谈、收集和整理资料；第五步，对数据和资料进行分析和解释，撰写研究报告。这些步骤的顺序和时间安排是根据研究的目标和逻辑，以及实际的可行性和有效性而确定的。在每一步骤中，都要保证研究的质量，遵循科学的方法和原则，确保研究的可信度和价值。

三、研究突破与创新

（一）学术思想创新

其一，引入公共政策分析、政策评估学领域的"三圈理论"，丰富教育政策学的理论体系。其二，随着营养改善计划的实施，不少学者对各地区营养改善计划政策的实施情况展开了研究。作为经济相对滞后的民族地区，农村学生营养不良的问题突出，对其进行研究具有代表性。本书将民族地区农村义务教育学生营养改善计划政策的实施现状等作为主要研究内容，是对营养改善计划方面研究的一次创新。

（二）学术观点创新

通过分析政策文本中"公共价值""组织能力"和"公众支持"的体现及其影响因素，提出从"价值""能力""支持"三大维度对民族地区农村义务教育学生营养改善计划政策进行了完善。

（三）混合研究法的研究方法

本研究采用了混合研究法，结合定量分析和定性分析，从多层次和多角度探讨政策的实施效果，克服了单一研究方法的局限性，提高了研究内容的全面性和研究结果的信效度。定量分析主要采用问卷调查进行统计分析，客观地反映政策的覆盖范围、执行效率和影响程度；定性分析主要采用实地访谈和案例分析，深入地揭示政策的实施过程、存在的问题和改进策略。

（四）民族地区特殊性的研究重点

本研究注重民族地区的特殊性。政策分析充分考虑了地区差异和文化多样性的影响，尊重并适应了各民族的文化习俗和生活方式，增强了研究的针对性和适用性。本研究选择了具有代表性的民族地区作为案例，分析了不同地区在政策实施中遇到的不同挑战，探讨了如何在保持民族文化多样性的同时有效实施营养改善计划。

（五）国际经验和最佳实践的研究参考

本研究引入了国际经验和国内最佳实践。本研究通过比较分析，学习和借鉴了国外在学生营养改善计划方面的成功案例和经验教训，同时进行本土化的调整和优化，为政策的创新和改进提供了有益的启示和建议。一方面，本研究参考了美国、日本和芬兰等国家的学生营养改善计划政策和实践，分别分析了它们在政策制定、资源配置、监督评估以及社区参与等方面的优势和不足，提出了适合中国民族地区的政策建议和管理策略。另一方面，本研究对我国临泉县、金寨县、岳西县以及平安县（现为青海省海东市平安区）等四个县域的农村义务教育学生营养改善计划政策的具体实施情况进行了详细分析，总结出了一般规律，为我国民族地区农村义务教育学生营养计划政策的有效实施提供了实践经验。

第二章 民族地区农村义务教育学生营养改善计划及其政策理论

　　儿童利益最大化原则指超越传统儿童保护理念而体现出一种全新的权利观念，将儿童利益作为考虑重点，承认并保护儿童独立的主体地位和价值。我国义务教育阶段学生营养改善计划每年惠及 3700 多万农村学生，对提升农村学生的营养状况和身体素质，促进农村教育事业发展和教育公平有实质性的作用，体现了我国对《儿童权利公约》基本精神的遵循。

　　"三圈理论"运用"价值""能力"和"支持"三要素构建了公共决策的模型。对"三圈理论"进行应用型研究，通过将"三圈理论"作为政策或案例的分析工具，从价值、能力、支持三个角度展开综合全面的分析，为解决我国当下各领域的政策问题，提供更加科学与先进的理论支撑以及独特的分析视角。历史制度主义研究的核心就是制度的变迁问题，重点关注的是制度因何变迁、如何变迁、何时变迁，在研究过程中采取的是制度分析方法、历史方法和结构分析方法等，通过这些方法的综合运用更好地解决社会政治问题。

第一节　儿童利益最大化原则及其适切性

一、儿童利益最大化原则概述

（一）儿童利益最大化原则的形成基础

　　"国家亲权理论"是儿童权利保护的一大理论基础。[①] 所谓"国家亲权理

---

① 陈文雅. 论儿童权利保护法上的"最大利益原则"：以美国儿童法之福利原则为视角 [D]. 重庆：重庆大学，2008.

论"是国家通过公权力干预监护失职，保障未成年人权益的一种理念。该理念源于古罗马法，在英国的继承和发扬下，影响了各国的少年法律制度，正因如此被认为是现代少年法律制度的理论根基。理论诞生初期强调国家有责任保护臣民财产，后来逐渐演变成国家负有对身心不健全、孤苦无依或被虐待等处于困境的未成年人进行教养和保护的责任，后期该理论更是进一步发展，国家被认为是未成年人最高的监护人，基于社会和事实需要将监护权委托给父母和家庭。国家有责任呵护未成年人的成长，并监督父母或家庭照顾责任的行使。随着"国家亲权理论"的日益丰满，开始强调在父母、家庭不能承担监护职责时，国家以保护未成年人权益为目的，承担监护照顾责任并且国家应当积极地行使此项权力。"国家亲权理论"下的国家责任和社会责任成为儿童利益最大化原则的理论前提，增强了儿童利益最大化原则的合理性。"人权理论"和"国家亲权理论"的成熟也为儿童利益最大化原则的提出奠定了坚实的基础，有关儿童权益保护的理论经历了从"国家亲权理论"、尊重家庭与父母的权利，再到尊重儿童的权利的演化，推动了儿童利益最大化原则的发展，从理论上奠定了此项原则存在的理论基础。

（二）儿童利益最大化原则与《儿童权利公约》

儿童利益最大化原则主张儿童与成人享有同样的权利，而非家庭和成人的附属品，应当将儿童的权利放在首位。将儿童利益最大化原则本土化的过程中，要符合国家标准，不能违背《儿童权利公约》的立法精神。由于原则的不确定性，再加上受到各国文化习俗、社会传统、历史国情、宗教信仰等因素的影响，各国在依据儿童利益最大化原则立法时都有所不同，因此，儿童利益最大化原则是不可能全然一致的，但是各种因素综合下的精神内核应当是一致的。

"the principle of best interests of children"，在国内多被学者译为"子女最大利益原则"[①] 或 "子女最佳利益原则"[②] 或 "子女最大利益优先原则"[③]。从字面含义来

① 王雪梅.儿童权利保护的"最大利益原则"研究（上）[J].环球法律评论，2002（4）：493-497.

② 王洪.论子女最佳利益原则 [J].现代法学，2003（6）：31-35.

③ 陈苇，谢京杰.论"儿童最大利益优先原则"在我国的确立：兼论《婚姻法》等相关法律的不足及其完善 [J].法商研究，2005（5）：7.

看"子女最佳利益原则"更符合英文原意，但是因为《儿童权利公约》采用了儿童利益最大化原则，且采用此种说法逐渐被学界认可，因此本书也采用此种表述。儿童利益最大化原则是超越传统儿童保护理念而体现出的一种全新的权利观念，将儿童利益作为考虑重点，承认并保护儿童独立的主体地位和价值。以平等的而非怜悯同情的姿态，以单独的而非附带性的立法对儿童进行保护。儿童利益最大化原则作为《儿童权利公约》的基本原则，为世界各国儿童的健康发展和权利保护提供了指引，贯穿《儿童权利公约》的始终，被认为是《儿童权利公约》的灵魂。《儿童权利公约》对特定情形下该原则如何贯彻做出了详细规定，如父母应当以儿童的最大利益为首要考量来履行自身的职责，儿童脱离家庭环境不得违背儿童的最大利益并且规定了国家社会的特别保护；在收养制度、儿童惩戒制度、儿童审判程序等制度设计中也应当考虑有利于儿童的因素。《儿童权利公约》中的各条款极大地促进了对儿童利益最大化原则的正确理解和使用，并对缔约国产生了法律意义上的普遍约束力。

（三）儿童利益最大化原则的内涵

《儿童权利公约》的基本精神就是儿童利益最大化原则，该原则以儿童的全面健康发展为中心，在立法和司法实践中将儿童置于优先考虑地位，为化解儿童权利与其他权利尤其是与成人权利之间的冲突提供了一个考量标准[①]，儿童利益最大化原则作为一个指导性原则，由于在《儿童权利公约》中没有具体的解释说明，其内涵具有模糊性，因此如何理解该原则也成为争论焦点，本研究认为儿童利益最大化原则的内涵在于以下两个方面：

一是儿童具有独立的权利主体地位。首先，明确儿童是具有独立的权利主体地位的，与成人享有同等的权利、尊严、自由，又由于儿童群体不具有完全民事行为能力且不能完整清晰地表达自己的诉求和想法，其利益和需求往往被忽略，基于儿童的敏感性、脆弱性、易受侵害性等特征，有必要将其利益放在优先保护的位置，对于其权利地位要给予更加特殊的保护，以保证其权利的行使不受到成人意志或者社会的侵害，使其能够作为一个独立的个体在健康自由的环境下实现身体、心理、精神等各方面的健康良好发展，防止父母、家庭歧视儿童的行为；

---

① 孟戡. 述评中国儿童权利保护法制原则的落实状况 [J]. 法制与社会，2009（5）：81.

其次，理解认知"儿童利益"要以儿童为独立权利个体去考虑其自身的真正需求，而非站在成人的立场，只有这样才能真正实现儿童利益的最大化。

二是儿童利益高于其他成人利益和社会利益。首先，"最大"意味着儿童利益是第一要务，对其进行特殊保护，尤其是当儿童利益与成人利益之间发生冲突时，要优先综合考量儿童的经济利益和精神利益，实现儿童利益的最大化，使其基本权利得到保障；其次，涉及儿童的所有事项，所有合法的权利都应当被纳入考量范围，为儿童权利的实现竖起一道保护屏障。从运用角度讲，所有相关机构，无论是官方还是非官方的，所有涉及儿童事务的行为都应当以儿童利益最大化原则为基本准则，使用该原则是涉及儿童事务的首要考虑，但并非唯一的、绝对的考虑因素，需要根据国家实情、社会现状以及具体情况综合考量。在优先考虑儿童利益的前提下也要兼顾成人、社会利益，使其达到一个平衡的状态。

二、儿童利益最大化原则对本研究的适切性

随着社会经济的发展和国家综合国力的提升，国家对农村地区的发展的重视程度越来越高。国家不仅是对其政治、经济方面，更重要的是对农村地区义务教育阶段学生的营养健康情况尤为关注。儿童利益最大化原则本土化应符合国家标准，不能违背《儿童权利公约》的立法精神。但是各种因素综合下的精神内核应当是一致的。"儿童利益最大化原则"在具体的农村义务教育学生营养改善计划实施过程中遵循儿童利益最大化原则应注意以下三个方面：

一是遵循《儿童权利公约》的立法精神。学生的营养与健康状况是反映国家或地区社会经济发展、卫生保健水平和人口素质的重要指标。民族地区农村义务教育学生上学远、吃饭难、吃冷饭等问题一直受到政府和社会各界的密切关注。2011年，河池市都安县部分孩子吃"黄豆蒸饭"的新闻，引起了社会各界的广泛关注。此后，广西在全国率先试点实施营养改善计划。如今，营养餐已遍及每一所山区学校的食堂，餐餐有肉成为乡村学校的标配。2012年至2021年，营养改善计划实施地区男、女生平均身高累计增量为4.2厘米和4.1厘米，平均体重累计增量为3.5千克和3.3千克，均高于全国农村学生平均增长速度。2021年中西部农村学生的生长迟缓率为2.5%，比2012年下降了5.5个百分点。2023年，广西启动实施农村义务教育学生营养改善计划全覆盖工作，并于2023年10月7日

起实现 50 个县营养餐开餐，新增 50 个县实施营养改善计划，涉及学校 9002 所，受益学生约 264.88 万人，至此，广西所有农村义务教育学生全部享受了营养餐，覆盖农村义务教育学校 14925 所，惠及学生约 431.48 万人。[①]2024 年，广西将继续在膳食补助和食堂建设方面加大投入，支持各地实施营养改善计划。

二是符合国家标准。2010 年，《国家中长期教育改革和发展规划纲要（2010—2020 年）》明确指出学生营养改善方面的要求和目标，特别强调要提高农村地区学生的营养水平。随后，在 2011 年的国务院常务会议上，国家首次明确提出，在全国 680 个集中连片特殊困难地区进行试点，使得 2600 万在校学生受惠。从 2011 年秋季学期起，国家在集中连片特困地区（不含县城）正式启动农村义务教育学生营养改善计划。中央财政为国家试点地区义务教育阶段学生提供每天 3 元（全年按 200 天计算）的营养膳食补助，对地方试点按照 50% 给予奖励。2014 年将国家试点地区补助标准提高至 4 元。2016 年 8 月，《关于进一步扩大学生营养改善计划地方试点范围实现国家扶贫开发重点县全覆盖的意见》（教督厅函〔2016〕6 号）印发，指出从 2017 年起实现营养改善计划国家扶贫开发重点县全覆盖，同时，中央财政对营养改善计划地方试点补助水平未达到 4 元的省份，分1.5 元、1 元、0.5 元三档逐省确定地方试点奖补标准。[②]党的十八大以来，我国两次提高农村义务教育学生营养膳食补助标准，从每生每天 3 元提高到 5 元，逐步实现从"吃得饱"向"吃得好"转变。[③]

三是因地制宜，结合当地实际情况实现儿童利益最大化。为持续巩固营养改善计划试点工作成果，从 2022 年秋季学期起，将国家试点地区更名为国家计划地区，地方试点地区更名为地方计划地区。为进一步加强和改进营养改善计划工作，持续提升农村学生营养状况和身体素质，不断促进农村教育事业发展和教育公平，教育部等七部门印发《农村义务教育学生营养改善计划实施办法》，指出国家计划地区为原集中连片的特困地区县（不含县城）；地方计划地区为原其

①　中国新闻网 . 广西约 431.48 万学生享受营养餐 首次实现全覆盖 [EB/OL].（2023-12-27）[2024-2-9]. http://edu.people.com.cn/n1/2023/1227/c1006-40147630.html.

②　教育部 . 关于农村义务教育学生营养改善计划实施情况的报告 [EB/OL].（2017-3-2）[2024-2-9].http://www.moe.gov.cn/jyb_xwfb/gzdt_gzdt/s5987/201703/t20170302_297934.html.

③　人民网—人民日报 . 营养改善计划惠及农村学生 3.5 亿人次 [EB/OL].（2022-10-9）[2024-2-9]. http://politics.people.com.cn/n1/2022/1009/c1001-32541084.html.

他国家扶贫开发工作重点县，原省级扶贫开发工作重点县、民族县、边境县、革命老区县，具体实施步骤由各地结合实际确定。在供餐管理上，营养改善计划实施地区和学校根据地方特点，按照安全、营养、卫生的标准，因地制宜确定供餐内容，均体现出对儿童利益最大化原则这一原则的遵循。在供餐形式上，要求原则上应提供完整的午餐（热食），暂时无法提供午餐的学校可选择加餐或课间餐。尚未提供完整午餐的地区和学校，应不断改善供餐条件，逐步实现供应完整午餐。在供餐食品上，要求必须符合食品安全和营养健康的标准要求，尊重少数民族饮食习惯。供餐食品应提供营养价值较高的畜禽肉蛋奶类食品、新鲜蔬菜水果和谷薯类食品等，不得提供保健食品、含乳饮料和火腿肠等深加工食品，避免提供高盐、高油及高糖的食品，确保食品新鲜卫生、品种多样、营养均衡。倡导学校食堂按需供餐，采取小份菜、半份菜、套餐、自助餐等方式，避免浪费。鼓励各地积极推进"农校对接"，建立学校蔬菜、水果等的直供优质农产品基地，在保障产品质量的前提下，减少食材采购和流通环节，降低原材料成本。有条件的学校可采取"一日一供"，确保食材新鲜、安全、有营养。在供餐食谱上，由县级卫生健康部门牵头，参照《学生餐营养指南》（WS/T 554—2017）等标准，结合当地学生营养健康状况，制定学生餐所需食物种类及日均数量指标，由学校根据当地市场的食材供应等情况，运用学生电子营养师等膳食分析平台或软件，制定带量食谱并予以公示，确保膳食搭配合理、营养均衡。[①]

第二节 "三圈理论"概述及其适切性

一、"三圈理论"概述

（一）"三圈理论"的发展历程

"三圈理论"的相关研究在国外已比较成熟与全面，"三圈理论"主要经历了三个发展阶段：提出理论——发展与完善——推广与应用。第一阶段是提出理

---

① 教育部等七部门关于印发《农村义务教育学生营养改善计划实施办法》的通知 [EB/OL].（2022-11-11）[2024-2-9]. http://www.moe.gov.cn/srcsite/A05/s7052/202211/t20221111_984150.html.

论。哈佛大学有名的教授马克·莫尔是"三圈理论"的最早提出者，他在《创造公共价值：政府战略管理》中首次提出了"三圈理论"的雏形，即关于价值、能力、支持三圈交汇的基本理论框架。①在马克·莫尔教授这里，"三圈理论"的基本内容也首次得到较详尽的阐释，最基础的分析模型得到初步构建，政策分析的科学性也得到了重视。第二阶段是发展与完善。美国的知名教授达奇·莱昂纳德为"三圈理论"的进一步发展与完善做出了重大贡献。基于马克·莫尔的"三圈理论"雏形，他绘制了"三圈理论"的基本框架，分别对"价值圈""能力圈""支持圈"理论内涵进行了更加完善的解释，并首次将"三圈理论"定性为一种政策分析工具。第三阶段是推广与运用。肯尼迪政府学院的很多教授与教师对"三圈理论"的推广和应用做出了重要贡献。"三圈理论"作为肯尼迪政府学院的长期授课内容之一，在教学过程中得到了很好的发展与运用，管理决策、政策执行和案例分析等多个领域都将"三圈理论"作为一种实用分析工具。"三圈理论"在国外的研究比较成熟。国外学者更多是基于"三圈理论"的理论内容来进行延展性探讨的，延展的范围包括理论的提出与形成、发展、内涵、方法论等。他们在最初的"三圈理论"基本框架下，不断深化、发散、扩展并提出自己的创造性观点，使得"三圈理论"的理论部分更加完善，所以，国外学者更偏向于理论研究。国内学者对"三圈理论"的研究要晚于国外学者，相比较而言，国内学者的侧重点是在国外学者的理论基础上，对"三圈理论"进行应用型研究，通过将"三圈理论"作为政策或是案例的分析工具，从价值、能力、支持三个角度展开综合全面的分析，为解决我国当下各领域的政策问题，提供更加科学与先进的理论支撑以及独特的分析视角。

（二）"三圈理论"的核心思想

"三圈理论"运用"价值（value）""能力（capability）"和"支持（support）"三个要素构建了公共决策的模型。首先是价值。政策方案的价值导向要以公共利益为基础，一项政策的制定要充分考虑其是否具有或能否创造公共价值；充分考虑执行政策计划所需的人力、财力、物力等资源条件是否满足；需要考虑政策议

---

① 莫尔.创造公共价值：政府战略管理 [M].北京：清华大学出版社，2003.

程中涉及的利益相关者的态度和观点，确保可以得到多方向的拥护。[①]该理论认为任何一项好的公共政策首先要具有公共价值，能为公众谋取利益——价值圈，用字母 V 表示。其次是能力，即人力、财力、物力的支持能够保障政策的实施，达到政策目标——能力圈，用字母 C 表示。最后是支持。这项政策还需得到政策作用对象或利益相关者的认同和支持——支持圈，用字母 S 表示。价值圈、能力圈、支持圈三圈相交，代表不同维度，构成了"三圈理论"的基本模式。[②]在实际中，领导者为成功实现政策目标，达到预期效果，实现公共价值最大化，就要综合考虑这三个圈，不管缺少哪一圈，政策都不能成功实施。当三圈相交时，重叠的部分就表示同时具备"价值""能力""支持"，而当三个圈无限接近或重合时，即能实现政策的最大价值。"三圈理论"示意图如图 2-2-1 所示。

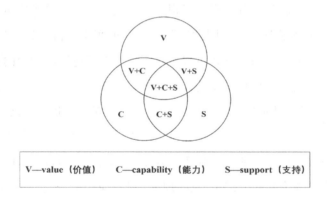

图 2-2-1 "三圈理论"示意图

（三）"三圈理论"的分析框架

在"三圈理论"中，价值圈、能力圈、支持圈三个圈重叠后形成了多个区域，一般有以下六种类型（图 2-2-1）。

①耐克区（V+C+S 区域）：三个圈重叠的中心部分。这个区域内的政策是较为理想的，具有较好的公共价值和充足的能力，同时能够获得利益相关者的认同和支持。一项好的公共政策就是要不断追求耐克区的最大面积重叠。

---

① 贺芒，邹芳，范晓洁."三圈理论"模型下公共文化服务跨部门合作机制研究 [J].重庆社会科学，2020（12）：88-98.

② 丁扬，于魏华."三圈"理论背景下的领导决策问题分析 [J].中国集体经济，2012（25）：54-55.

②梦想项目区（V+C区域）：该区域内的政策具有一定的公共价值和能力，但由于缺乏利益相关者的认同和支持，因此较难实施。如果可以获得认同和支持，那么梦想还是会实现的。

③风险项目区（V+S区域）：这个区域内的政策具有较好的公共价值，同时拥有利益相关者的认同和支持，但缺乏足够的能力，因此政策实施起来存在一定风险。

④噩梦区（C+S区域）：此区域内的政策虽然具有改策实施所需的能力和广泛支持，但是因为缺乏最重要的因素"价值"，所以也不能创造出公共价值或利益。实施过程不仅浪费了人力、物力、财力，最终还可能会造成巨大损失，是最糟糕的一种情况。

⑤梦想区（V区域）：该区域内的政策仅仅具有价值，没有足够的能力，也没有利益相关者的认可和支持，因此实施不了，只能停留在梦想阶段。

⑥别人的梦想区（S区域）：这个区域内的政策拥有利益相关者的认同和支持，但缺乏一定的能力，同时由于利益相关者与决策者对"价值"没能达成共识，因此领导者认为是别人的梦想。

上述分析框架表明，价值、能力、支持三要素各自独立又相互影响。

二、"三圈理论"对本研究的适切性

"三圈理论"是一种务实的思维工具，能够帮助决策者站在更高的站位审视问题，迎接风险挑战。在谋划时，决策者的思考维度要从微观具体转向宏观抽象，在多种因素交叉的情形下，用果敢的判断力和敏锐的洞察力，抽丝剥茧找到事物的主要矛盾。分析矛盾的主要方法就是结合价值、能力与支持三要素的核心关系。"三圈理论"搭建的三圈框架的应用范围极广，可以做很多分析、预判、评估，有利于战略管理。例如，民族地区作为国家该项政策重点关注的地区，在政策落实过程中遇到了什么问题？自政策实施后取得了怎样的效果？发现问题并对其进行研究，在此基础上进行政策优化，对国家出台更加完善合理的政策具有重要的意义。

梳理政策导向，体现公共价值。公共利益反映公共价值，公共价值是所有公共政策的出发点和终极目标。应用"三圈理论"制定政策的根本就是要体现其公共价值。决策者要开诚布公地表明此项政策的公共价值是什么，可以实现什么样的政策目标，同时也要符合政策相关人的内心诉求和价值取向，只有这样才会更加具有吸引力和期待感。例如，在农村义务教育学生营养政策研究中，国务院制定了从 2011 年秋季学期起，在全国集中连片特殊困难地区启动农村义务教育学生营养改善计划试点工作这一公共价值"梦想"，如何判断梦想的价值，首先农村义务教育学生营养改善计划代表的是公共的利益，符合公共导向，满足公共需求，有利于社会的进步与发展；其次，行政保护符合群众的价值观，以人民为中心，人民群众是一切工作的出发点和落脚点。站在政府职能部门的角度来思考如何更好地落实农村义务教育学生营养改善计划，更好地提升行政执法效能，更好地维护农村义务教育学生及相关人员的根本利益，更好地推动我国农村义务教育学生营养计划工作的良性开展。

优化资源配置，提升组织能力。"三圈理论"的"能力"反映出一个组织的执行力。一个充满魅力的、符合当期公共价值的政策想要平稳落地并且达到预期效果离不开"能力"这一因素。能力包括人、财、物，甚至是空间和信息等，在选择不同的政策目标时，需要的能力也是不同的。因此，资源能力极大地助力了政策目标的充分实现。按照"三圈理论"思维模式，在确认从农村义务教育学校这一角度来分析如何做好农村义务教育学生营养改善计划这一价值目标后，亟须思考当前是否能满足组织能力这一因素，人才队伍、资金支持等方方面面的资源和配置是否到位，什么时候能到位，存不存在不可实现的"硬伤"。如果满足关于能力的这些要求，表明农村义务教育学生营养改善这一目标位于能力圈内；如果不满足此项能力，则表明目标位于能力圈外。从本质上讲，无论满足与否，并不存在绝对的好坏之分，只是对于决策者而言风险系数更大、挑战因素更多。例如，当前大多农村学校的食堂内部设备不到位，管理人员及工作人员没有参加过专业的食品安全类培训，在食物安全卫生方面意识很淡薄，这一现象与当前开展农村义务教育学生营养改善计划的宏观发展大趋势不符合，农村义务教育学校应该明确这一工作的短板弱项，思考通过什么样的途径能够使短板变成"长板"、弱项变成强项，培育当前食堂管理队伍的内在发展能力，确保这项工作计划能够符合预期，圆满高效地完成。

协调利益关系，获取多方支持。"支持"这一因素在"三圈理论"中被认为是老大难的问题，任何一项政策的落地都有不同的声音，或是支持或是反对，当然，发出声音最多的一定是利益最相关的群体。例如，在农村义务教育学生营养改善计划的实施过程中，家长和学生是直接受益者，如果有家长的监督，让他们指出营养改善计划执行过程中存在的问题，效果可能会有所改善，进而得到来自家长的支持。针对家长的调查，主要从家长对政策的了解度、对政策实施的态度、对政策的支持程度等方面展开。调查数据表明，66%的家长对营养改善计划有所了解，几乎100%的家长都十分支持该项政策，对于营养改善计划75%的家长均表示满意，80%的家长也对学校提供的营养餐感到满意。就实际情况而言，家长对学生营养改善计划的理解相对简单，认为政府、学校为自己分担了经济和看护孩子的压力，虽然家长群体对该政策的具体内容缺乏更为细致的了解，但基本十分支持营养改善计划。

在"三圈理论"中，"价值"要求决策者把握方向把握大局，树立正确的导向；"能力"要求决策者具备能干事的条件；"支持"要求决策者能够全面掌握，综合协调，灵活应变。社会瞬息万变，没有一成不变的工作套路，要因地制宜地在每一个阶段选择好"价值""能力""支持"的发力比例，以寻求最大的平衡，为"耐克区"扩容。①

第三节　历史制度主义概述及其适切性

一、历史制度主义概述

（一）历史制度主义的发展历程

旧制度主义是一种传统国家中心论的研究范式，国家及制度对经济社会的影响是其重要研究对象。在国家中心论的影响下，旧制度主义认为制度及其结构刚性塑造了人类社会的形态，形塑了整治行动主体的行动，行动主体的行为被制度及其结构深刻影响而无力改变，这也被称作"制度决定论"。强调规范性的政治分析范式旨在进行价值的建构，将政治分析建立在政治制度的比较上，忽视了个

---

① 宋珊珊．"三圈理论"视角下的知识产权行政保护研究：以Q县市场监管为例 [D]．长春：吉林大学，2022．

体的偏好和能动性，在政治现象的解释中面临诸多挑战。

20世纪50年代后，逻辑实证主义兴起，主张将证伪、可重复、可测量等思想运用到政治分析中来，强调价值中立，行为主义分析范式由此兴起，该流派将分析重点从单一的制度、结构转移到了政策过程及其产出，而政策过程的主体是政治行动者，由此个体成为政治分析的落脚点。但是该流派过于强调可重复性、可测量性的事实研究，将政治分析局限在了经验分析和中、微观层面的理论建构，而彻底抛弃了价值的建构，使得行为主义研究成为一场繁华的"泡沫"。

20世纪80年代后，新制度主义在反思旧制度主义和行为主义的贡献与成就的基础上发展起来，是对旧制度主义和行为主义的批判和超越。新制度主义回归了"制度分析"的传统，并汲取了行为主义的有益成分，在将政治分析的对象转向国家及其制度的同时还纳入了行动者，考察其复杂的互动关系。新制度主义既坚持了整体的立场，强调了制度及其结构对行动主体的形塑作用，也承认了政治个体的偏好及行为。

20世纪80年代，美国管理学教授马奇和奥尔森提出的历史制度主义理论兴起，后来逐渐成为制度变迁研究的重要分析工具。旧制度主义重视制度而忽视非正式制度，采用静态的规范分析，忽视了政治作为一个过程的动态性以及行动主体的多样性、能动性。历史制度主义将制度和行动者都纳入研究对象中，规避了旧制度主义分析范式的不足。历史制度主义将制度放置于历史进程中考察，重视历史节点的时间次序的前后关联，通过这一前后关联的历时性分析探究制度变迁的因果链条。历史制度主义是一个架起宏观与微观研究层次的中层理论架构，既避免了只谈国家、制度等宏大制度背景的刚性约束，又避免了行为主义过度的微观经验描述，而是在二者中寻求平衡，是一个批判借鉴、兼容并蓄的理论流派。

（二）历史制度主义的核心思想

历史制度主义理论由历史、制度、行动者三个核心维度构成，关键节点理论、路径依赖、结构、行动者是历史制度主义的重要研究内容。历史的关键节点以及它构成的连续时间序列呈现了制度变迁的历史表征和动态发展轨迹，路径依赖是制度缘何稳定与分化的机制；宏观制度背景与观念意识形态、利益结构等政治变量是制度变迁的基础决定因素；行动主体的能动性策略行动是政策变迁的动力来源。历史、结构和行动者共同推动制度变迁的发生、稳定与分化。

1. "历史"维度的基本内涵与构成要素

首先，关于"历史"维度的基本内涵。历史制度主义理论强调历史发生的"先后次序"，主张将政治变迁放置到历史进程中，在历史事件的发生次序中发现制度变迁的影响因素，观察某一关键节点产生后历史进程"下游"受到的可能影响。历史制度主义认为政治现象的结果与原因的关系并不是即时的，制度变迁的结果与原因可能存在时间滞后现象。历史制度主义强调，对较长历史阶段的历时性考察，有利于考察后一阶段发生的制度变迁是如何受先前的某个关键节点处的事件的影响的，长时间跨度的研究有利于捕捉由于时间滞后被忽视的隐藏印象因素，避免了潜在制度变迁影响因素对解释政治现象的"失声"。因此，关键节点理论为历史阶段的划分提供了理论依据。制度、历史、行动者相互作用与影响形塑了制度变迁的轨迹和方向，表现为历史进程中的次序交替的节点，关键节点是制度变迁的表征，因此关键节点理论也是划分制度变迁起始点的重要工具手段。关键节点的重要性在于，一方面藉由它的先后次序，可以追溯先前事件对后一事件的长时间的潜在影响，为路径依赖理论分析制度变迁产生、稳定、分化的原因提供重要依据；另一方面关键节点的选取意味着在这一横截面中，制度存在可能的松动，既有的结构性要素对于行动主体权力结构关系的约束力存在变化，在一些外部偶然事件或环境偶然变动的介入下，行动主体积极调整行动策略，发挥能动作用促进制度变迁路径的分化，进而促成制度的变迁。因此关键节点理论的运用是考察"历史"维度的首要工作，包括关键节点的确定、结构性要素与偶然性要素的分析。

其次，路径依赖理论为解释制度变迁的内在动力和逻辑。"路径依赖"往往被认为与"垃圾桶理论"相似，本研究认为路径依赖比后者的含义更为丰富，垃圾桶理论认为制度有一套自我惯常反应机制，在均衡状态受到冲击时制度会试图用原有的解决方案作为反应。路径依赖往往被看作一种"状态"，制度已经形成便具有"惯常的黏性"，在很长一段时间内，制度都将保持这样的变迁路径发展下去，这一概念强调了制度的惯性、黏性和稳定性。但是，路径依赖不应当仅是一种状态，而应当也是一种过程，路径依赖不仅仅是强调结果的黏性和惯例，它也强调历史时间的次序下，先前事件与之后事件的因果链条关系，关注制度变迁的产生、稳定与分化的不同阶段。路径依赖使用自我强化机制和回报增减机制来解释制度变迁缘何产生，缘何产生制度黏性，又缘何产生分化。

2."制度"维度的基本内涵与构成要素

历史制度主义所讨论的"制度"范畴相较于宽泛的社会学制度主义更为具体，同时又比关注微观层面的理性选择制度主义更大一些。社会学制度主义关注的范围包括了行为规范、象征体系、文化等非正式制度，理性选择制度主义则认为制度是一系列被设定出的规则、程序和行为规范的总和，而历史制度主义的"制度"既包括正式制度与非正式制度，还包括了主体间的权力结构关系与互动关系，主张从更全面的视角考察多元主体间的互动与约束关系，相比于社会学的象征体系、规范更为清晰具体。此外，值得注意的是，在理性选择制度主义下，行动主体的权力结构关系是对称的，行动主体在既定规则下围绕稀缺资源展开利益博弈，而在历史制度主义中制度所形塑的多元主体间的权力结构关系是非对称的，主体在关键节点结构性要素松动处有意愿发挥主观能动性推动制度变迁的选择。

3."行动者"维度的基本内涵及构成要素

历史制度主义认为行动主体的能动性策略行动是政策变迁的动力来源。历史制度主义认为在"非对称"权力结构关系下，行动主体依据"成本—收益"原则进行最优行动策略的选择，在政治活动中展开博弈，进而引致制度变迁的方向选择。与理性选择制度主义和社会学制度主义相比，历史制度主义认为，行动主体具有能动性，是推动制度变迁的根本动力，可以在外部环境发生改变时，积极采取行动策略，发挥能动性，促使政策发生改变。但是行动主体也受到主客观条件的制约，行动者并非完全理性，同时也受自身知识、能力以及客观环境制约的影响，与理性选择制度主义认为的"需求引致制度产出"的线性功能主义不同，主客观因素的制约使得难以达到完全理性的预测结果。

（三）历史制度主义的方法论

历史制度主义的方法论概括起来包括两个方面：一是对制度背后更具有普遍意义的基本因素进行分析，并以此为依据来解构特殊的、复杂的制度现象，以便对制度有更深层次的认知和把握；二是搭建普遍存在的制度的基本因素与特殊制度现象之间的逻辑联系，并对逻辑联系的机制和条件进行分析。对于制度变迁理论的研究，更多采取的是比较方法，在比较方法的运用中更多采取的是结构性比较、分析叙事比较、政治经济逻辑比较等。在研究过程中更加强调整体主义的历史情景性。制度变迁具有其自身的复杂性，这种复杂性既体现在普遍主义与特殊主义的结合上，也体现在历史情景、因果逻辑和价值分析的结合上。

二、历史制度主义对本研究的适切性

与其他两大流派相比，历史制度主义在解释农村义务教育学生营养改善计划这一政策的变迁上具有更强的说服力，原因如下：首先，历史制度主义在文化模式和微观行为之间寻找平衡，其所形成的结构性事件分析法适用于农村义务教育学生营养改善计划政策的变迁分析。其次，历史制度主义体现了将历史和政策相结合，其优势在于，通过分析农村义务教育学生营养改善计划政策变迁的历程，能够呈现出政策演变进程中的路径依赖。最后，历史制度主义坚持了历史唯物主义的分析方法，从这一视角出发，是实事求是的体现。从实际的应用情况来看，已有许多政策、制度的研究采用了历史制度主义分析视角，如在教育保障政策、毕业生就业政策等方面，有可供参考的具体案例。

历史制度主义对本研究的适切性主要体现在以下几个方面：其一，农村义务教育学生营养改善计划政策存在于我国政治经济社会发展的大背景之中，必然与环境因素发生着相互作用。同时营养改善计划作为特征鲜明的社会行为，分析该政策必须基于对国家结构以及国家和社会间关系的分析展开；因而从宏观环境分析的需求上来说，本研究分析的农村义务教育学生营养改善计划政策的变迁属于历史制度主义的研究范畴。其二，农村义务教育学生营养改善计划政策有较长的历史演变时间，便于将其与历史环境结合进行分析，满足历史制度主义分析制度脉络的基本时间要求。其三，农村义务教育学生营养改善计划政策的变迁受到各个行为主体不同目标导向行为的影响，同时，这些行为主体的权力关系也是不均等的，因此也与历史制度主义强调的制度和行为的关系保持一致。

本研究借助历史制度主义的分析方法，在政策文本材料和历史发展背景分析的基础上，寻找农村义务教育学生营养改善计划政策演变的规律，借助历史制度主义对制度变化的解释框架和理论观点，解释我国农村义务教育学生营养改善计划政策演变的逻辑。

第三章　民族地区农村义务教育学生营养改善计划政策的价值分析

教育政策价值分析是教育政策分析的核心领域。为促进民族地区农村义务教育学生营养改善计划政策的健康发展，以公共教育政策中的价值分析为理论基础，从价值选择、合法性和有效性三个维度进行分析，发现"阻止贫困代际传递""增强学生体质""提升教育质量"是目前政策价值选择的特征；"文化包容性"与"社会环境多样性"是政策合法性的体现；"政策过程概述"是政策有效性的表现。

同时，以政策实质价值与程序价值两类价值内容为视角，为政策制定提供指导性意见。了解政策的实际目标和预期影响以及有效的程序设计，确保营养计划在实施过程中取得实质性的成效。

第一节　民族地区农村义务教育学生营养改善计划政策的三个价值向度

一、价值选择：现象形态

在现象形态的层面上，教育政策表现为由政府等政治实体关于教育领域的政治措施组成的政策文本的总和。[①]营养改善计划针对的是我国集中连片特殊困难地区的真正需要营养补充的农村贫困学生。因此，这一政策的实施有利于促进农村义务教育的发展，是教育扶贫的重要举措，在农村教育扶贫中有着重要的价值。

---

① 刘复兴．教育政策价值分析的三维模式 [J]．教育研究，2002（4）：15-19．

（一）观念价值选择：政策目标的确定

1. 总体政策目标：阻止贫困代际传递

农村地区的贫困，直接表现为收入的贫困，其内在因素其实是教育的贫困。教育的贫困是比收入与物质的贫困更深层的贫困，是引起贫困代际传递的重要因素。在农民收入较低的农村贫困地区，学生还表现为营养的贫困。因此实施营养改善计划，可以有效降低农村学生的辍学率，提高在校率，从而阻止贫困的代际传递。

首先，农村少数民族地区所面临的困境厚重而多元。贫困状态的中国少数民族农村地区，其社会经济结构相较于城市更为脆弱，经济滞后、基础设施不健全、教育资源匮乏，这些因素交织在一起，催生了代际贫困的复杂局面。贫困代际传递现象日益凸显，农村学生饱受教育资源匮乏、基础设施落后等多重困扰。在这一背景之下，农村学生常年受到来自家庭和学校的双重冲击，不仅导致学生身体健康水平偏低，更使得贫困代际传递的恶性循环延续。因此，营养改善计划的首要目标即改变学生的身体健康和营养状况，以打破这一贫困代际传递的枷锁。

其次，营养改善计划将聚焦点置于农村学生。农村地区的少数民族学生常因经济拮据而陷入营养不良的境地，这无疑对其身体和智力的双重发展构成了严峻挑战。通过为这一特殊群体提供营养改善计划，着眼于改变其营养结构，从而有效提升其身体健康水平。这不仅是对学生健康的保障，更是为其打破贫困代际传递的桎梏创造了前提条件。在这个过程中，政策的合理设计和执行成为确保其有效性的关键。

再次，政策实施不仅是对学生个体的关注，更是对整个社会结构的深思。教育不仅是知识的传递，更是贫困学生迈向社会更广阔天地的关键一步。农村地区的学生，尤其是少数民族地区学生，受制于教育资源的短缺和贫困环境的影响，其学业发展常常受阻。营养改善计划不仅在物质上为学生提供支持，更在精神层面激发其学习动力。这种有机结合教育和营养改善的政策设计，为农村学生摆脱代际贫困的桎梏提供了全面的保障。

最后，贫困代际传递问题的解决需要一系列综合性的措施。换言之，要实现贫困代际传递的彻底阻断，单一的政策是远远不够的。在民族地区，尤其是农村地区，政府需在教育、医疗、基础设施等多个方面进行协同推进，以形成一个有机的支持体系。在这个体系中，营养改善计划仅仅是一个环节，虽然它在改善学生身体健康方面发挥着重要作用，但更需要与其他政策相辅相成，共同推动农村地区的全面发展，为贫困代际传递设置更为坚实的障碍。

2. 根本政策目标：增强学生体质

身体健康是实现全面发展的基础，应深入推行营养改善计划，旗帜鲜明地将增强学生体质确立为战略目标。学生的身体状况不仅关系到他们的生活品质，更直接影响到学业表现和未来的职业发展。一个强健的身体能够提供更大的学习动力，使学生更为专注、自律。一个良好的身体状况为个体在职场上展现更高的工作效能奠定了基础，为他们适应不同的职业挑战创造了有利条件。因此需要注重学生体质的提升，营养改善计划致力于为每个学生的学习和成长奠定一个坚实的生理基础，从而确保他们在多个方面都能够全面发展。

身体状况与学习效能相辅相成，学生的身体健康状况直接关系到其学业表现和学习动力。健康的身体能支撑起学生对知识的学习和消化，而学习的积极性往往与身体状况密切相关。一个强健的身体是学习的基础。它不仅为学生提供更为持久的学习精力，也为学生的认知系统发展提供更为稳定的支持。健康的身体能够有效地支持学生对知识的吸收和理解，使其维持更为理想的学习状态。这种良好的身体状态不仅有助于提高学习效率，更在一定程度上决定了学生学习的深度和广度。通过提升体质，学生更容易保持良好的学习状态，形成积极的学习动力，从而为未来的发展打下坚实的基础。

儿童的营养健康状况不仅直接决定着教育政策的实施成效，深刻影响着儿童未来的发展，还会进一步作用于社会公平与代际流动，影响到国家以及民族的盛衰。体质的提升不仅对学生个体重要，对整个社会的发展也具有深远的影响。在追求教育公平的过程中，确保每个学生都能享有良好的身体是至关重要的。通过增强体质，政府有望促进社会资源的均衡分配，实现农村学生在体育、文化、科技等方面的全面发展，进而实现社会的全面进步。

3. 核心政策目标：提升教育质量

营养改善计划的核心目标是提升教育质量。教育质量的提升不仅能够培养人力资源，更能够培养人才资源，促进社会的全面发展。健康被认为是重要的人力资本，而教育与健康密不可分。

民族地区农村义务教育所面临的问题涉及教育、政治、经济、文化和社会等方面。与普通教育相比，它具有独特的复杂性、长期性、特殊性和敏感性。中国的民族地区农村义务教育可能面临基础设施不足、教育资源匮乏等问题，从而限制了学生接受优质教育的机会。因此，解决这一困境需要政府在有限的资源分配中采取政策保护措施。

政府应当致力于促进民族教育按照自身客观规律健康发展。也就是说，政府需要在有限的资源中给予民族地区农村义务教育更多的关注和支持。通过提供更多的财政支持、改善基础设施、确保教育资源的公平分配以及培养和吸引优秀教育人才等措施，政府能够推动民族地区农村义务教育的发展，最终实现个体、群体和社会共同利益的最大化。这些举措将有助于解决民族地区农村义务教育面临的问题，推动整个社会的可持续发展。

（二）实践价值选择：政策目标的实现

我国政府于 2011 年秋季学期启动营养改善计划试点，向试点地区农村义务教育阶段的全部在校学生提供免费营养午餐。2012 年 5 月，随着《农村义务教育学生营养改善计划营养健康状况监测评估工作方案（试行）》的发布，政府对农村义务教育学生营养改善计划试点地区学生营养健康状况的监测评估工作正式启动。

1. 贫困代际传递得到改善

营养改善计划推动了农业产业链的发展。营养改善计划使得农民家庭可以将原本用于子女食物支出的资金用于扩大生产性投资，并有更多时间和精力从事高效的经济活动，从而提高家庭收入。营养改善计划一般采取学校食堂供餐、企业（单位）供餐和家庭托餐三种模式，不管哪种模式，食材普遍依托当地采购、储存、加工、配送，从而扩大农副产品需求，带动了当地养殖、种植产业的发展。

教育年限延长助力打破贫困循环。实施营养改善计划，有利于减轻农村家庭经济负担，提高农村家庭支持孩子在校学习的积极性，从而有利于延长和保证农村学生的受教育年限。实证研究发现，"延长受教育年限可以有效降低包括绝对贫困群体在内的低收入人群对于政府补贴的依赖程度"[①]。实施营养改善计划使得

---

① 陈纯槿, 顾小清. 义务教育年限延长与基础教育发展：基于 PISA 2015 数据的实证研究 [J]. 华东师范大学学报（教育科学版），2018, 36（5）: 71—82.

农村学生的在校率提高，受教育年限得到保证，有利于学生掌握更多的知识和技能，进而更好地适应城市中较高能力要求的工作。

农村学生教育脱贫路径多元化。营养改善计划不仅在经济层面上为农民带来了福祉，同时也在教育方面发挥了积极作用。我国学者对农民工的实证研究表明，受教育年限是对农民工收入影响最大的因素，农民工每多接受一年教育，平均月收入增加 49.814 元。如果贫困地区的学生最终选择回乡创业，扎实的基础知识也是农村学生进一步学习农业科学知识和技能的基础和条件，从而为在农村创业、走出贫困奠定知识基础。

2. 学校教育环境得到优化

随着营养改善计划对学校食堂建设要求的提高，学校的基础设施建设得到有效加强。学校食堂成为营养改善计划长期顺利实施的重要载体，近十年，在卫生部门和教育部门对学校的监测下，有食堂的学校比例逐年增高。营养改善计划中，学校食堂供餐模式因安全、卫生、规范，最受学生欢迎。《农村义务教育学生营养改善计划实施办法》强调改变以往"以学校食堂供餐为主，企业（单位）供餐为辅"的供餐模式安排，要求各省级部门指导各地做好学校食堂建设规划，强调营养改善计划实施地区和学校应大力推进学校食堂供餐，学校食堂由学校自主经营、统一管理，不得对外承包或委托经营；明确了可以采取其他供餐方式的场景，如在学校食堂建设与改造的过渡期可采取企业（单位）供餐，不具备食堂供餐和配餐条件的偏远地区的小规模学校，可实行学校伙房供餐或家庭（个人）托餐；同时还细化了对改善学校食堂就餐条件的要求。

3. 学生体质逐步增强

2022 年，卫生部门和教育部门对 2012 年以来的农村学生营养健康状况监测情况进行了对比分析，发现农村学生营养状况明显改善、身体素质明显提升，监测地区中小学生各年龄段男女生的平均身高和体重水平逐年升高。其中，6—15 岁学生生长迟缓率比 2012 年下降了 5.7 个百分点，贫血率比 2012 年的 16.7% 下降了 4.7 个百分点。

身高和体重是反映学生生长发育和营养状况的基础指标。近十年来，各年龄段男女生的平均身高和体重水平逐年升高。其中，13 岁的男生平均身高和体重增量最多，分别达到 7.5 厘米和 6.6 千克；女生为 12 岁增量最多，身高和体重增量分别达到 6.3 厘米和 5.8 千克。

学生的生长迟缓率通常作为反映长期膳食营养摄入不足的主要指标。营养改善计划中的学生膳食补助包括畜禽鱼等肉类、新鲜蔬菜以及牛奶等奶制品，种类丰富，这使学生的膳食更加均衡，其生长迟缓率和贫血率呈总体下降趋势，营养改善计划实施成效显著。2021 年的监测数据显示：从生长迟缓率看，监测地区 6—15 岁学生生长迟缓率为 2.3%，比 2012 年的 8.0% 下降了 5.7 个百分点；从消瘦率看，监测地区 6—15 岁学生消瘦率为 9.8%。

不良身体特征减少。贫血是我国经济欠发达地区中小学生常见的营养相关疾病，会降低抗感染能力，阻碍生长发育，影响学习和运动能力。随着营养改善计划的逐步推进，农村中小学生贫血率总体呈下降的趋势。2021 年，监测地区学生贫血率为 12.0%，比 2012 年的 16.7% 下降了 4.7 个百分点。其中，西部地区学生贫血率的下降幅度达到 6.0 个百分点。同时，监测地区中小学生也存在超重、肥胖的现象。2021 年，监测地区中小学生超重肥胖率为 18.7%，与同期"中国 0—18 岁儿童营养与健康系统调查与应用"项目中的 6—17 岁中小学生平均超重肥胖率 26.5% 相比，低了 7.8 个百分点。

二、合法性：本体形态

在本体形态上，教育政策的价值特征表现为价值选择的"合法性"。在组织社会学话语中，合法性主要是指社会的法律制度、文化期待等成为被人们广泛接受的社会事实，具有强大的约束力量。民族地区农村义务教育学生营养改善计划的价值选择会影响决策者在社会公众眼中的合法性，正如有学者指出，决策者在确定政策价值时需要外部的认同和强化，这意味着影响决策者政策工具选择的环境条件反过来又出现在环境背景之中。

（一）内部合法性

内部合法性是指组织的权威结构所获得的组织成员的承认、支持和服从。内部合法性是组织内生的，组织成员的承认是对具体政策工具选择得以实现的前提。因而政府在制定营养改善计划时，必须坚持符合少数民族农村地区结构特点和义务教育学生共有的价值观，并保持符合学生、学校、家长利益的话语系统。

具体而言，营养改善计划内部合法性的确立根植于政府在制定政策时所展现的文化包容性。首先，政策制定者深刻理解并坚持尊重当地的文化遗产与价值观，从而确保了该计划在组织内部获得广泛认可。其次，该计划巧妙融合了共同的社会价值观念，侧重于维护学生的基本权益与全面发展。在义务教育阶段，学生身体健康成为人们广泛关切的议题。政府通过实施营养改善计划，积极回应了社会期望，借此巩固了组织内部对该计划的坚定支持。此外，政府在计划制定中坚持了一种开明而平衡的话语制度。广泛与学生、学校、家长等利益相关方展开深入对话，充分考虑各方观点，确保决策进程的透明和公正。这一平衡的话语制度有助于避免内部冲突，提升了计划的内部合法性。最后，该计划还彰显了一定的适应性与个性化。政府在政策制定过程中审慎考虑了不同地域和群体的独特性，通过精准调研确保了政策的具体差异化。这种个性化的处理使得计划更贴近实际需求，提升了其在组织内部的广泛接受度和可行性，从而增强了内部合法性。

与此同时，内部合法性是由根植于实践的道德背景提供的，是由制度化的一套政策工具提供的。民族地区农村学生营养改善计划政策工具能够在组织内部具有合法性，是因为它符合学生、学校、家长等利益相关者所接受的形式，或者政府与社会期望的治理模式，抑或因为它符合组织全部成员的共享认知框架。进一步而言，营养改善计划的内部合法性得以确立，首先，在于政府在政策设计中对当地文化和社会结构的深刻理解。政府在制定该计划时不仅考虑了地方特殊性，更注重在政策中体现对当地文化传统的尊重。这种文化敏感性使计划能够根植于共同的价值观念，从而在组织内部呈现出道德合法性。其次，计划的内部合法性还表现在其能够精准迎合社会共同价值观念的特点。政府在制定计划时着眼于维护学生的基本权益与全面发展，尤其关注义务教育阶段学生的身体健康。通过这一关切，政府回应了社会对学生全面成长的期望，巩固了组织内部对该计划的支持。最后，政府在计划制定中坚持了一种谨慎而平衡的话语制度，深入与学生、学校、家长等利益相关方展开广泛对话，充分考虑各方观点，确保了决策进程的透明和公正。这一平衡的话语制度有助于避免内部冲突，提升了计划的内部合法性。

（二）外部合法性

外部合法性是指组织的权威结构所获得的组织外与组织相联系的社会承认、支持和服从。外部合法性相对于特定的政策领域而言是外生的，即营养改善计划政策工具选择被组织外部的社会环境认可，它就获得了外部合法性。在这种情况下，营养改善计划产生的社会环境（例如负责食堂供餐的企业、乡村学校、社会公众）将会变得更具有吸引力，并具有积极的意义。

具体而言，营养改善计划在制定过程中充分考虑了负责食堂供餐的企业、乡村学校以及社会公众的意见和利益。政府与这些利益相关方进行了广泛而深入的对话与协商，确保了计划的实施与外部社会的期望相符。这种与外部利益相关方的密切合作，使得计划得到了外部社会的认可与支持。同时，营养改善计划外部合法性的形成还在于其对社会公众意见的积极响应。政府在政策制定中采纳了广泛的社会参与，与企业、学校、家长等各界进行充分沟通和协商。这一公开透明的决策过程增强了计划在外部社会的合法性，因为它充分反映了社会公众的需求和期望，使得社会各方更愿意接受并支持该计划。

需要注意的是，组织外部的社会环境是一个复杂的组合，既有组织以外的其他组织，也有组织以外的自组织群体，还有组织外的社会个体。这些力量虽然难以统一，但是对营养改善计划的制定有着重要的影响。计划内容与组织外部环境的理性认知的一致程度越高，外部合法性就越强；反之则越弱，越弱的外部合法性越有可能引发危机。为了防止危机出现，营养改善计划需要敏锐地洞察并适应外部社会环境的多样性。理解和回应其他组织、自组织群体以及社会个体的期望和需求，成为确保计划在外部合法性方面持续获得支持的关键因素。这就要求政府在计划制定中保持与外部各方的密切沟通，以确保计划与外部环境的理性认知保持一致，从而增强外部合法性。此外，与其他组织、自组织群体和社会个体的协同合作也能提升外部合法性。乡村学校互相建立紧密的合作关系，共同探讨并解决计划制定中可能涉及的问题，有助于提升计划的外部合法性。这种协同努力不仅能够满足外部各方的期望，也有助于建立起计划与外部社会环境之间的共鸣和互信，从而巩固外部合法性。

三、有效性：过程形态

（一）营养改善计划政策背景

2011 年 10 月 26 日，国务院常务会议召开，决定启动农村义务教育学生营养改善计划。中央财政每年拨款 160 多亿元，在 680 个试点县，按照每生每天 3 元的标准为农村中小学生提供营养膳食补助，基本要求如下：①在集中连片特殊困难地区开展试点，中央财政按照每生每天 3 元的标准为试点地区农村义务教育阶段学生提供营养膳食补助；②鼓励各地以贫困地区、民族和边疆地区、革命老区等为重点，因地制宜开展营养改善计划试点，中央财政给予奖补；③统筹农村中小学的校舍改造，将学生食堂列为重点建设内容，切实改善学生就餐条件；④将家庭经济困难的寄宿学生生活费补助标准每生每天提高 1 元，达到小学生每天 4 元、初中生每天 5 元，中央财政按一定比例奖补。[①]

为贯彻落实《国家中长期教育改革和发展规划纲要（2010—2020 年）》和《广西壮族自治区中长期教育改革和发展规划纲要（2010—2020 年）》的要求，进一步推进农村义务教育学生营养改善工作，增强农村学生体质，促进学生身心健康成长，国家及自治区人民政府持续完善民族地区农村义务教育学生营养改善计划。

（二）民族地区国家试点县实施内容

一是加强领导，确保职责任务落实到位。柳州市融水县（国家试点县）成立了县农村义务教育学生营养改善计划工作领导小组及其办公室，明确了领导小组各成员单位及办公室的职责任务，加强了对营养改善计划工作的组织领导和工作指导。各学校也成立了相应的工作机构，实行校长负责制。县政府与各成员单位、县教育局与各学校、学校与相关责任人均签订了目标责任书，层层落实了责任。

二是建立健全制度，确保营养改善计划顺利实施。制定印发了《融水县农村义务教育学生营养改善计划实施方案》《融水县农村义务教育学生营养改善计划管理办法》，建立健全了资金管理、食品安全、企业准入、绩效考核、责任追究等方面的工作制度，为营养改善计划的顺利实施提供了制度保障。

三是大力宣传，确保惠民政策深入人心。采取悬挂横幅、张贴宣传画、发放

---

① 中国政府网.决定启动实施农村义务教育学生营养改善计划.[EB/OL].（2011-10-26）[2024-2-9]. http://www.moe.gov.cn/jyb_xwfb/s6052/moe_838/201110/t20111026_125887.html.

宣传单、召开家长会等多种方式，广泛开展营养改善计划这一惠民政策的宣传，在全县初步营造了全民参与、共同推进的良好氛围。

四是认真调研，科学制定供餐方式。针对农村非寄宿制学校数量多、分布广和教学点学生人数少，大多数学校暂时无学生食堂，炊事员编制短时间内难以解决，食品卫生监管难度大等实际，在供餐方式上实行了两种方式，即县第三中学、县职业技术学校特教班实行学校食堂供餐模式，其他学校实行企业配餐模式。

五是公开招标，严格配送企业准入制度。将全县44所学校营养餐配送任务分为两个标段，以公开招标的方式确定了供货商，并以中心学校为甲方、供货商为乙方、县营改办为监督方，签订了《营养食品供货协议书》，县营改办与供货商签订了《营养食品质量安全保证协议书》，保证了供货质量和食品安全。

六是专人负责，严格把控营养食品验收关。各学校均设立了配餐室，安排专人负责营养食品的验收、保管、加工和发放工作。同时，建立和实行了索证索票、食品留样、台账管理制度和工作人员健康检查、持证上岗制度，严防食品安全事故发生。

七是统一核算，规范了资金的管理和使用。将学生营养膳食补助专项资金纳入国库管理，实行分账核算、集中支付的办法，做到不克扣、不截留、不挤占、不挪用，专款专用，有效保证了资金使用的安全、规范。

八是跟踪监测，建立学生健康档案。各实施学校在对每名学生的身高、体重等健康状况进行监测的基础上，建立了学生健康档案，为营养改善计划绩效评估工作提供了科学依据。同时，教育、工商、卫生、监察等部门加强了对各学校营养改善计划实施情况的监督检查。

第二节　民族地区农村义务教育学生营养改善计划政策的两类基本价值

实质价值与形式价值是构成营养改善计划政策价值内容的两个基本面。根据德国社会学家马克斯·韦伯的社会学方法论，营养改善计划政策的实质价值是政策内容的价值表现，形式价值则是政策的原则依据。

一、实质价值

（一）政策的起点：提高学生健康水平

首先，我国少数民族地区的发展一直面临着特殊的地理、气候和经济条件，直接影响了当地学生的饮食结构和生活习惯。例如，在西部地区的一些少数民族聚居地，由于高寒地区的特殊性，居民以高热量、高脂肪的食物为主，导致学生摄入了过多的脂肪和热量，而缺乏等必要的维生素和矿物质。这种单一的饮食结构直接导致学生在生长发育过程中面临多种营养不良问题，例如维生素缺乏和贫血等。

其次，我国政府一直重视民族地区的教育发展，但由于多种原因，包括经济条件和文化传统等，少数民族地区的学生往往会面临健康问题。因此，提高学生的健康水平成为解决这一问题的迫切需求，也是促使农村义务教育学生营养改善计划政策实施的重要原因。

最后，从社会公平和可持续发展的角度看，提高少数民族地区学生的健康水平具有深远的意义。中国少数民族地区是国家多元文化的重要组成部分，而这些地区学生的健康状况的改善不仅有助于保障其基本权利，还有助于减少因健康问题而引发的社会不平等现象。同时，健康水平的提高也能为当地培养更多有活力、具备创新能力的人才，促进少数民族地区的社会经济可持续发展。因此，农村义务教育学生营养改善计划政策的起点正是基于对少数民族地区学生健康水平提升的社会责任和国家战略的考量。

（二）政策的归宿：实现教育资源平等分配

首先，实现教育资源平等分配是保障每个学生享有平等的受教育权利的必要条件。在少数民族地区，地理位置、经济水平和文化传统等方面的不同，导致教育资源不均衡分布。一些偏远地区的学校面临着师资匮乏、教材不足、校舍设施不完善等问题，直接制约了学生接受高质量教育的机会。因此，营养改善计划的实施，可以使教育资源更加平等地分配，进而打破地域和经济差异，确保每个学生都能够在公平的教育环境中获得充分的发展机会。

其次，实现教育资源平等分配有助于提升少数民族地区教育的整体水平。通过政策引导，可以加大对少数民族地区教育的资金投入，进而改善校园设施、更新教育技术设备，并提高教师培训水平。这样一来，不仅可以提高学校的整体教育质量，还能够吸引更多优质的教育资源向这些地区倾斜，从而形成一个良性的教育发展循环。这对于缩小教育资源的差距、提升教育整体水平，特别是促进少数民族地区的人才培养具有巨大的推动作用。

最后，实现教育资源平等分配符合社会公平以及可持续发展的要求。公平的教育资源分配有助于缓解社会阶层的不平等现象，为每个学生提供平等的发展机会。这不仅符合社会公正的价值观，也有助于建设更加和谐、包容的社会。从长远看，教育资源的平等分配，有助于培养更多具备专业技能和社会责任感的人才，从而为国家的可持续发展提供更为坚实的基础。

因此，政策的归宿在于实现教育资源的平等分配，旨在建立一个公平、公正的教育体系，为每个学生提供平等的学习机会，促进少数民族地区的经济社会可持续发展。

二、形式价值

形式价值又可称为教育政策的手段性价值，或称为教育政策的"工具理性"，主要是指教育政策活动过程的每一个环节都必须遵循的一系列确定的原则。[①] 营养改善计划遵循的原则是民族地区学生与学校在获得自身利益和控制饮食资源过程中的活动顺序、范围和方式等一系列不随意以人的意志为转移的程序性价值要求。具体表现为"五个坚持"，即政府引导、科学发展、试点先行、创新融合、共建共享。

（一）坚持政府引导

政府引导规范了民族地区学生和学校一系列程序性价值要求的关键性认识，包括获得自身利益和控制饮食资源过程中的活动顺序、范围和方式等。这一原则的实质在于建立一套系统性的指导框架，其核心在于政府主导下的统筹规划、资源整合、制度完善以及体系健全。其着眼点在于发挥市场机制在配置营养资源和

---

① 刘晶，程红艳. 职业教育培训评价组织政策价值：意蕴、偏离及回归 [J]. 职教论坛，2022，38（4）：5-12.

提供健康服务中的良好作用，同时积极构建全社会共同参与国民营养健康工作的政策环境。

该原则还体现了政府指导的多方面职能与责任。首先，政府引导要求在国家层面进行整体的规划和协调，确保各项措施和政策有机衔接与协同推进。其次，政府引导强调资源的整合与优化配置，使得各类营养资源得以最大化地利用，以满足学生健康成长的需求。此外，政府引导亦着眼于完善相关制度和政策框架，以保障学生与学校在营养改善计划中的权益和责任得以明确界定与落实。最后，政府引导的核心在于构建一个多元参与、协同发展的体系，使得不同利益主体能够在国民营养健康工作中承担起各自的社会责任，形成合力推动营养改善计划的有效实施。

（二）坚持科学发展

以科技为引领，加强适宜技术的研发和应用。科学的饮食配比能够更加准确地了解不同人群的营养需求和生理特点，为制定个性化的营养改善计划提供科学依据。科技的引领作用可以帮助政府更精准地监测学生的饮食状况，为他们提供更有效的营养改善方案。此外，还需要注重提高国民的营养健康素养，通过健康教育普及科学的营养知识，学生能够建立更加健康的生活方式，进而为自身的全面发展奠定坚实的基础。

在实现科学发展的同时，政策制定者还需不断提升营养工作的科学化水平。具体包括培养专业人才，建立科学的评估和监测体系，等等。通过培养专业人才，可以更好地理解营养健康领域的前沿知识，并将其应用于实际工作中。建立科学的评估和监测体系可以帮助更全面地了解学生的营养状况，及时调整和优化营养改善计划。不断提升营养工作的科学化水平，可以确保营养改善计划始终站在科学的前沿，为广大学生的身体健康和全面发展提供有力支持。

（三）坚持试点先行

我国政府于2011年秋季学期启动营养改善计划试点，向试点地区农村义务教育阶段的全部在校学生提供免费营养午餐。营养改善计划在县层面存在两种不同的试点模式：一种是中央政府在集中连片特困地区县实施的国家试点模式；另一种是在贫困地区、民族和边疆地区以及革命老区的县自主开展的地方试点模式。

两种试点模式均在 2011 年秋季学期开启，但国家试点基本上在 2011—2012 学年全部完成，地方试点则在各地呈现渐进推行的态势。

在营养改善计划的试点过程中，两种试点模式的首要区别在于资金来源的不同。在国家试点县，营养改善计划的资金主要来自中央专项财政拨款。中央财政不仅覆盖营养餐膳食成本，还采用专项转移支付的方式支持地方政府建设学校食堂。地方政府仅需承担食堂运行的人工成本，配套资金的压力较小。但在地方试点县，营养改善计划的实施成本几乎全部由地方财政统筹，省、市、县三级政府共同承担。

（四）坚持创新融合

培养学生的健康饮食习惯。引入多样化的食材、健康的烹饪方式和良好的用餐环境，有助于激发学生对多样化饮食的兴趣，使其倾向于选择更健康、营养均衡的食物。这种创新融合的方法有助于打破传统的饮食观念，培养学生长期坚持健康饮食的习惯。

尊重文化差异，提供多元化的饮食选择是实现这一目标的关键策略。鉴于学生具有各自独特的饮食习惯和口味偏好，营养改善计划需要巧妙地融入各种文化元素，以设计出更具包容性的营养改善计划。这不仅确保了每位学生都能找到符合其文化和口味的最佳选择，同时也有助于提升营养改善计划的可持续性和适用性。

在创新融合的过程中，科学技术成为关键力量。通过引入科技，政策制定者能更为精准地监测学生的饮食偏好和营养需求，为他们提供个性化的营养建议。创新融合不仅使营养改善计划更具实效，同时也能深化学生对科技的认识，培养他们对自身健康负责的健康意识。这样的综合性措施将在多个层面上推动学生健康饮食习惯的养成。

（五）坚持共建共享

共建共享的首要原则是充分发挥营养相关专业学术团体和行业协会在《国民营养计划（2017—2030 年）》中的重要作用。这些组织拥有丰富的专业知识和经验，能够提供科学、可行的建议，从而为营养改善计划的实施提供坚实的理论基础。与这些专业机构展开合作，可以确保营养改善计划更加符合科学标准，为人们提供更全面、可靠的营养保障。

　　除了专业学术团体和行业协会外，还应鼓励企业和个人积极参与营养改善计划的实施。企业可以通过提供健康食品、支持营养教育项目等方式，发挥其在承担社会责任方面的作用。个人则可通过关注自身饮食习惯、参与公共健康倡议等方式，为《国民营养计划（2017—2030 年）》的成功实施贡献力量。这种多元参与的机制有助于形成社会各界共同努力的良性格局，进而实现人人享有健康福祉的目标。

第四章 民族地区农村义务教育学生营养改善计划政策的内容分析

我国自 2011 年开始在一些农村地区试点实施营养改善计划政策，旨在改善我国农村义务教育学生营养不良的状况，整体提高学生的身体素质，促进城乡教育公平。营养改善计划政策在改善农村学生的营养状况、缓解家庭压力、提高学生成绩等方面起到了很大的作用，但政策执行过程中也暴露出制度体系不健全、执行主体的执行能力不足、学生对政策的认知水平不高、政策执行环境欠佳等问题，影响了政策价值的充分发挥。因此如何充分把握和利用好营养改善计划政策值得我们深思。

第一节 民族地区农村义务教育学生营养改善计划政策的发展

我国政府一直高度重视改善学生的营养状况，通过制定一系列政策和规定，提升贫困地区学生的营养水平。自 20 世纪 90 年代中期以来，政府先后实施了多个营养改善计划，包括国家"大豆行动计划""学生饮用奶计划"，每个计划都有其独特的策略和目标人群，以确保学生能够接受到良好的营养补给。

1996 年的国家"大豆行动计划"标志着我国开始关注学生营养问题，将高蛋白的豆制品作为中小学生的营养补充，尽管该计划主要集中在大豆产区，受益面较窄，但它为后续的营养改善计划奠定了基础。2000 年，政府推出了国家"学生饮用奶计划"，并制定了相关管理办法和暂行方案，通过政府引导和政策扶持，由符合标准的定点企业供奶，这一计划使得青少年营养保障得到了实质性的进展，但实施地区以城市居多，农村学生受益范围有限。

2001 年，为了改善中小学生的营养结构，政府进一步颁布了推广营养餐的指导意见，提出了政府主导、企业参与、学校组织、家长自愿的工作思路。2001 年，国务院办公厅印发了《中国食物与营养发展纲要（2001—2010 年）》，提出要建立贫困地区少年儿童营养保障制度，解决农村儿童营养不良等问题。尽管农村地区被列为食物营养发展重点地区，但其仍然难以大面积受益，出现了教育资源分布不均衡的问题。2003 年，为了解决农村义务教育阶段贫困家庭学生上学难的问题，国家出台了"两免一补"政策，专门用于改善家庭经济困难寄宿生的生活状况，并在 2011 年提高了补助标准，小学生每天 4 元，初中生每天 5 元，一年按 250 天发放，这对贫困家庭的学生是一个明显的福利，但受益学生局限于建档立卡、低保等家庭经济特别困难的学生。2007 年，为增强青少年体质、促进青少年健康成长，国务院下发了新中国成立以来最高规格的 7 号文件——中共中央、国务院颁布的《关于加强青少年体育增强青少年体质的意见》。

尽管我国已经通过这些措施在改善学生营养不良状况方面取得了一定进展，但仍然面临着多项挑战。首先，受益群体相对有限，尤其是农村地区的"亚贫困"和"贫困边缘"家庭往往无法从这些政策中受益。其次，资源分配的不均衡问题仍然存在，农村和偏远地区的学生相比城市学生在营养保障方面仍处于不利地位。此外，实施过程中可能存在的政策执行力度不足、资金监管不严等问题也需要进一步解决。

一、启动阶段：探索试点，建立机制

营养改善计划的启动源于对农村学生营养状况的关注和调查。2000 年，我国进行了规模最大、范围最广、监测样本最多、统计数据最翔实的国民体质健康监测。在这二十余年中，我国逐步建立了独具特色的国民体质健康监测体系。这些工作的开展，获取了我国国民体质健康的基础数据，为长期动态观察国民体质状况和变化规律奠定了基础。

《2005 年全国学生体质健康调研报告》和《2002 年中国居民营养与健康状况调查报告》显示：3200 多万个农村儿童少年贫血，每 100 个农村儿童少年中就有 15 个贫血。3 岁至 12 岁农村儿童中，有 1300 多万个农村儿童少年缺乏维生素 A，每 100 个农村儿童少年中就有 11 个缺乏维生素 A，有一半的农村儿童少年处于营养缺乏的边缘状态。1500万农村儿童少年生长迟滞，消瘦检出率更高，每100个中就有13个孩子属于消瘦。《2010年全国学生体质健康调研报告》指出：贫困农村学生各年龄组的身高和体重平均值不仅低于城市学生，还低于同年龄组的普通农村学生。这些数据反映了农村学生的营养状况不容乐观，需要引起我们的高度重视并采取有效措施加以改善。

2010年，国务院批准了《国家中长期教育改革和发展规划纲要（2010—2020年）》，其中明确提出了"启动民族地区、贫困地区农村小学生营养改善计划"。这是国家首次将农村学生营养改善作为教育改革和发展的重要内容，为营养改善计划的实施提供了政策依据和指导思想。

2011年，《国务院办公厅关于实施农村义务教育学生营养改善计划的意见》颁布，正式启动实施农村义务教育学生营养改善计划，"先从集中连片特殊困难的699个县（市）开始试点，为学生提供免费或补贴的营养餐，改善学生的营养状况，提高学生的健康水平"。中央财政按照每生每天3元（按照学生在校200天计）的标准进行膳食补助，并在农村义务教育薄弱学校的改造计划中支持改善学校就餐条件。地方政府也统筹中西部农村初中校舍改造、农村义务教育校舍维修改造等资金，加大学生食堂（伙房）建设投入，并承担学校供餐的人员、运营等成本。试点地区和学校在营养食谱、原料供应、供餐模式、食品安全、监管体系等方面进行积极探索，为稳步推进农村义务教育学生营养改善计划积累经验。

二、实施阶段：扩大覆盖，提高质量

营养改善计划的试点工作取得了积极的效果，受到了学生、家长和社会各界的广泛认可。但由于试点地区多为经济欠发达、民族、边远地区，经济社会发展水平落后，管理水平相对较低，行政能力相对较弱。试点学校办学条件相对较差，工作基础相对薄弱。加之，营养改善计划实施工作情况复杂、政策性强、任务繁重、资金投入大、安全风险高，而且刚刚起步，既没有现成的模式可以套用，又没有现成的经验可供借鉴，在这种情况下，迫切需要制定一系列配套制度，以指导和规范各地营养改善计划的实施工作。

2012年2月，教育部召开全国农村义务教育学生营养改善计划工作部署视频会议，部署农村义务教育学生营养改善计划实施工作。到2012年6月，全国学生营养办（由教育部等 16 部门组成）依照国家有关法律法规和标准规范，以食品安全和资金安全为核心，组织制定了实施细则、食品安全保障管理办法、专项资金管理办法、学校食堂管理办法、实名制学生信息管理办法、信息公开公示办法、营养健康状况监测评估工作方案和应急事件处理办法等配套文件，标志着农村义务教育学生营养改善计划的全面铺开，从集中连片特殊困难地区起步，温暖的脚步走向更多农村学校。

自 2014 年起，在对营养改善计划试点工作进行初步总结后，中央政府明确提出，为真正缓解财务压力，推动营养改善计划顺利推进，制定了每名学生的日补贴提高 1 元的补助标准，即每生每天 4 元，达到了每名学生每年能拿到 800 元补助的水平。在不高于国家试点标准的前提下，国务院还鼓励各省市进行地方试点，并给予奖励和补贴，因地制宜开展营养改善计划。

2016 年，教育部、发改委和财政部联合下发文件，提出扩大营养改善计划的试点范围，到 2017 年实现国家扶贫开发重点县全覆盖。三部门要求有关省（区）摸清底数，全面了解学生状况、学校食堂状况、家庭经济困难寄宿生生活费补助发放和管理等情况，因地制宜地制定实施方案。营养改善计划的受益人数实现了大幅增长，为农村学生的营养健康和教育发展提供了有力保障。

从营养改善计划正式启动到 2016 年，该计划实施 5 年来，覆盖范围已扩大至 29 个省（含兵团）1502 个县，受益学生达到 3400 万人，基本建立了稳定、可持续性的运行机制。中国疾病预防控制中心营养与健康所 2012 年至 2015 年的跟踪监测表明，国家试点县中小学生贫血率降低 8.9 个百分点；学生身高、体重有所增长，身体素质有所改善，营养不良问题得到缓解；学生学习能力有所提高，缺课率明显下降。

三、完善阶段：优化结构，提升效果

营养改善计划的全面实施阶段取得了显著的成效，但也暴露了一些问题和不足，一些地方还存在食品安全管理不严格、资金使用管理不规范、供餐质量和水平不高等问题。为了进一步优化营养改善计划的结构，提升营养改善计划的效果，财政部、教育部于 2021 年联合印发了《关于深入实施农村义务教育学生营养改善计划的通知》，并在全国范围内开展了营养改善计划的优化工作。优化工作的

主要内容：提高补助标准，国家补助由每生每天 4 元提高至 5 元，中央和地方财政按照不同试点地区的情况分担资金；加强学校供餐管理，因地制宜统筹推进学校食堂供餐，加强食品安全管理，科学配餐，提高供餐质量，强化受益学生信息管理；落实地方支出责任，补助资金出现的结转结余资金继续用于营养改善计划；规范资金使用，优化营养膳食补助资金使用管理，营养膳食补助资金应全部用于为学生提供等值优质食品，不得挪用或浪费。通过这些措施，营养改善计划更加科学合理、精准有效。优化工作的主要目的是提高营养改善计划的针对性、可持续性、公平性和透明性，促进营养改善计划规范化、制度化、长效化。

营养改善计划的优化阶段取得了积极的成效，为农村义务教育学生的健康成长和教育发展提供了有力的支撑。营养改善计划的实施范围和受益人数均实现了新的扩大，为农村学生的营养健康和教育发展提供了更广泛的保障。

营养改善计划的实施有效改善了学生的营养健康状况，在控辍保学等方面起到了积极作用，有力保障了学生不会因营养匮乏而影响受教育的权利和效果。此外，实施过程中，各地采取就近采购食材、建设生产配送基地等方式，推动了学校农产品需求与农村产业发展精准对接，并提供了大量工作岗位，有力带动了当地经济发展和农民增收。

第二节　民族地区农村义务教育学生营养改善计划政策的实施概括

一、农村义务教育学生营养改善计划实施的覆盖率

营养改善计划实施区域主要包括原集中连片特困地区县和其他国家扶贫开发工作重点县、原省级扶贫开发工作重点县、民族自治县、边境县、革命老区县，这些地区面临着经济发展不平衡、农村学生营养不良等问题。营养改善计划的实施不仅对于改善他们的生长发育和学习成绩具有重要意义，对于促进这些地区的教育公平和社会稳定也具有积极作用。

据统计，截至 2020 年，全国共有全国 29 个省份 1762 个县（其中，国家试点县 727 个，地方试点县 1035 个）实施了营养改善计划，占全国县级行政单位的

61.8%；覆盖农村义务教育阶段学校 14.57 万所，占农村义务教育阶段学校总数的 84.12%；受益学生达 4060.82 万人，占全国义务教育阶段学生总数的 27.08%，占农村义务教育阶段学生总数的 42.4%。

其中，营养改善计划以贫困地区、民族和边疆地区、革命老区等为实施重点，少数民族聚居地区的受益学生占比较高，如西藏、新疆、青海、甘肃、云南、贵州、广西等。这些地区的农村学生营养状况和身体素质明显提高，学习成绩和健康水平也有所改善。在广西，自 2011 年启动农村义务教育学生营养改善计划以来，广西财政每年筹措约 15.3 亿元，在 60 个县（市、区）实施营养改善计划，让 166.6 万名农村学生吃上免费的营养午餐，学生营养餐从"吃得饱"向"吃得好"逐步转变，农村学生营养健康水平明显提高，效果显著。在贵州，自 2012 年实施农村义务教育学生营养改善计划以来，累计安排专项资金 167.69 亿元，每年惠及 87 个县、1.2 万余所学校、三百八十余万农村中小学生，实现了全省农村义务教育学校营养改善计划全覆盖。

二、民族地区农村义务教育学生营养改善计划供餐形式情况

营养改善计划供餐形式涉及供餐模式和供餐内容。根据《农村义务教育学生营养改善计划实施办法》，营养改善计划实施地区和学校应大力推进学校食堂供餐，学校食堂由学校自主经营、统一管理，不得对外承包或委托经营。为进一步改善就餐条件，提高学校食堂供餐率，中央财政发放了农村义务教育薄弱学校改造计划—食堂建设中央专项资金，支持试点地区的食堂建设。同时，引导各地统筹项目和资金，进一步加大食堂建设力度。

目前农村义务教育学生营养改善计划供餐形式主要有以下几种：

①食堂供餐，即学校建设食堂（伙房），为学生提供热饭热菜。这种供餐形式能够最大程度地保证学生的营养摄入和饮食安全，是营养改善计划的首选模式。

②企业（单位）供餐，即学校与有资质的企业（单位）签订协议，由企业（单位）为学生提供盒饭或快餐。这种供餐形式适用于暂时不具备食堂供餐条件的学校，但要求企业（单位）必须符合食品安全标准，保证食品质量和卫生，定期接受监督检查。

③加餐或课间餐，即学校为学生提供牛奶、鸡蛋、面包、饼干等食品。这种

供餐形式适用于无法提供热饭热菜的学校，但要求食品必须符合国家标准，保证食品安全和营养价值，避免重复单一。

为了让试点地区学生吃上卫生、可口的饭菜，逐渐减少"牛奶＋鸡蛋""面包＋火腿肠"等单一供餐模式，在中央财政安排300亿元学校食堂建设专项资金的基础上，各地采取有力措施，切实保障食堂运行经费和从业人员工资待遇，有效提高了食堂供餐比例。截至2019年，现已完成食堂建设项目6.85万个，新建、改造面积2563万平方米，购置了价值21.97亿元的厨房设施设备，为学校食堂供餐模式的实施提供了有力支撑。全国实行食堂供餐的试点学校比例达到78.89%，国家试点县达到85.46%。贵州按1∶100的比例足额配备食堂工勤人员，工资待遇由县级财政全额保障。宁夏营养改善计划实施学校生均公用经费增加60元，专门用于食堂运行经费补助。

未建设食堂或暂时不具备食堂供餐条件的地区，应加快学校食堂建设与改造，明确实行食堂供餐的时间节点，在过渡期内可采取企业（单位）供餐。供餐食品特别是加餐应以提供肉、蛋、奶、蔬菜、水果等食物为主。在民族地区，营养改善计划还应充分考虑当地学生的饮食习惯和文化特点，尊重当地学生的食品选择，避免强制统一供餐，保障当地学生的饮食权益。

三、民族地区农村义务教育学生营养改善计划其他实施概况

（一）资金管理

营养改善计划的实施显著完善了农村学校在资金来源、使用、监管以及绩效方面的保障体系。资金来源方面，中央财政提高了农村义务教育学生营养膳食补助的基础标准，从每生每天4元提高至5元，地方财政承担了主要责任，确保资金及时足额到位，并动员社会力量参与资金筹集，形成多元化的资金来源渠道。在资金使用上，确保资金专门用于提供优质食品，严禁挪作他用，并采取多样化的使用方式。

在资金监管上，建立了完善的制度和机制，明确了各级政府和相关部门的职责，形成了资金监管的责任链和工作网，以确保资金的正确使用。同时，资金绩效得到了显著提升，通过合理设定绩效目标，明确指标及权重，提高了资金使用

的效率。这些措施共同确保了营养改善计划能够有效地提升农村学校学生的营养水平，有助于学生健康成长。

（二）食品安全

营养改善计划的实施有力保障了农村学校的食品安全。这一计划采取了多方面的措施来确保食品安全，包括完善监管体系、实施科学的食品安全检测手段、加强风险防控和应急管理，以及推动社会共治。政府起到了主导作用，明确了各级政府和有关部门的职责，建立了一套包括监督检查、风险监测评估、事故应急处置等在内的制度和机制。同时，学校必须建立健全并落实食品安全、食材采购、资金管理等相关制度和工作要求。

食品安全的要求和指标依照国家相关法律法规和标准规范加以明确，为食品安全的监督和评价提供了依据，同时强化了食品安全检测手段。针对食品安全风险，学校应根据评估结果，制定相应的防控措施，加强监测和预警，及时发现并处置安全隐患。此外，通过加强与社会各界的沟通协作，动员社会力量参与食品安全工作，形成了食品安全的社会共治格局。

虽然营养改善计划取得了显著成效，为农村学生的健康成长提供了有力的保障，但食品安全工作仍需不断地完善制度、加强和提高管理水平，以确保农村学生"舌尖上的安全"。

（三）营养健康

营养改善计划的目标是改善农村义务教育学生的营养状况、提高农村学生的健康水平和体质素质。营养改善计划实施后，农村学生的整体健康和营养状况显著提升，表现在膳食结构优化、营养缺乏减少、身体素质提升以及营养健康教育的加强等方面。膳食结构方面，通过科学配餐，增加了农村学生对蛋白质、钙、铁、锌等营养素的摄入，显著改善了膳食结构。自该计划实施以来，生长迟缓率、贫血率、低体重率等营养缺乏指标有所下降，2021年中西部农村学生生长迟缓率为2.5%，相较于2012年下降了5.5个百分点，营养不良率和消瘦率分别从2011年的20.3%和11.8%下降至2021年的10.2%和6.3%。

身体素质方面，农村学生的平均身高和体重逐年上升，缩小了与城市学生之间的差距。特别是在欠发达地区，如71个脱贫县227万学生的监测数据显示，

15 岁男生的平均身高从 2012 年的 155.8 厘米增长到 2020 年的 166.1 厘米，增长了 10.3 厘米。同时，体能水平也有所提高，欠发达地区农村学生体质健康合格率从 2012 年的 70.3% 提升至 86.7%，与全国学生体质健康合格率的差距缩小到 5 个百分点以内。

在营养健康教育方面，农村学生的营养知识和健康行为显著增多。通过营养知识宣传教育、膳食指导和营养健康监测评估，提高了学生的营养意识。同时，通过将健康教育、劳动教育等融入营养改善计划实施过程，有效培养了农村学生的健康饮食和运动锻炼等健康行为习惯。这些措施共同促进了农村学生的健康成长，为他们的未来发展奠定了坚实的基础。

第五章 民族地区农村义务教育学生营养改善计划政策实施的环境分析

农村义务教育学生营养改善计划，旧称"营养改善工程"或"营养餐"，特指根据《国务院办公厅关于实施农村义务教育学生营养改善计划的意见》等文件要求，自2011年起在贫困农村地区中小学开展国家试点的，主要依靠中央、省、县三级财政资金补助的营养改善计划，主要目的是解决农村义务教育学生就餐问题，全面提高农村青少年的营养健康水平，进一步促进教育公平，推动义务教育均衡发展。本章主要从政治、经济、文化、历史四个角度，来分析民族地区农村义务教育学生营养改善计划政策实施的环境，详细阐述了在这些不同因素的影响下，民族地区农村义务教育学生营养改善计划政策实施的效果。

第一节 民族地区农村义务教育学生营养改善计划政策实施的政治环境分析

一、政府的政策支持

欠发达地区中小学生的营养不良问题是一个长期存在的社会现象，早在1993年国务院颁布的《九十年代中国食物结构改革与发展纲要》便针对中小学生的营养问题，提出"有条件的地方，要逐步建立中小学生营养餐制度"，但是针对的是有条件的地方，也就是经济发展水平较高的地区，经济发展滞后的农村地区显然难以做到。2001年11月，我国颁布的《中国食物与营养发展纲要（2001—2010年）》提出"要加强对中小学生和家长的营养知识教育，把营养健康教育纳入中小学教育的内容；要积极推广学生营养餐，作为国家营养改善的一项重要工作"。而 2001 年颁布的《关于推广学生营养餐的指导意见》（国经贸贸易〔2001〕123 号）则是专门针对我国学生营养问题的教育政策，这一政策明确提出了"十五"期间学生营养餐试点与推广工作的总体要求和部署。文件明确了"政府主导、企业参与、学校组织、家长自愿"的工作方针，并对营养餐生产企业提出了严格的要求，提出了营养教育、营养专业人才在营养餐中的重要作用。文件第七条明确规定，"与现行有关专项计划相配合，促进学生营养餐计划更快发展""有条件的地方也可推广学生营养早餐或晚餐，并从当地实际出发，探索不同形式的营养配餐途径"。

然而，这一政策在推进时并未首先聚焦于经济欠发达地区、最需要营养的农村地区，而是选择了由城区到近郊、由大城市到中小城市到发达乡镇、由城市到乡村的推进模式。这样的策略导致广大农村地区儿童的营养不良问题并未得到较好的改善，这与当时我国农村经济欠发达地区大量学生迫切的营养需要相悖。

2001 年，"两免一补"政策实施，主要是针对农村义务教育阶段经济困难家庭学生开展"免杂费、免书本费、逐步补助寄宿生生活费"。2003 年，国务院发布《国务院关于进一步加强农村教育工作的决定》（国发〔2003〕19 号），明确规定要"建立健全资助家庭经济困难学生就学制度，保障农村适龄少年儿童接受义务教育的权利"，争取到 2007 年全国农村义务教育阶段家庭经济困难学生都能享受到"两免一补"，努力做到不让学生因家庭经济困难而失学。2007 年，全国农村家庭经济困难学生均享受了"两免一补"政策，且"一补"在逐年增加。2011 年，农村家庭贫困寄宿生小学生每年补助达到每生 1000 元，初中生每生每年达到 1250 元。该政策有力解决了农村家庭经济困难学生的在校生活问题，在一定程度上可以提高部分农村寄宿制学校学生的营养水平。但政策的目标范围较窄，使得政策也存在一些不足：一是实施初期享受"一补"的学生范围有限，只针对家庭经济困难的学生，没有达到所有寄宿生都能享受"一补"；二是没有明确"一补"完全用于提高学生的营养水平，且经费是直接发给学生家长，家长并没把所有"一补"经费完全用到学生的营养补充上，而是用于家庭的其他开支，没有完全起到补充农村学生营养的作用。此外，这一政策虽明确指出给予学生生活补助，却未详细阐述学校应如何提升供餐质量。学生固然获得了经济上的支持，但学校的饭菜质量究竟如何呢？我们不禁要问，学生享受到了"一补"政策，是否意味着学校会同步提高饭菜的品质？

以上各项政策的实施，为我国中小学生营养改善计划提供了现实的政策基础，特别是部分政策目标明确、措施具体。然而，针对农村经济欠发达地区学生营养不良状况，当时未出台专项政策，改善农村学生营养方面的内容在这些政策中仅有部分提及。其中，专门针对学生营养的政策——《关于推广学生营养餐的指导意见》，其主要实施城市集中在经济发达地区，具有试点性质，并未广泛推广。在城市学生出现营养过剩而需要减肥来加以控制的情况下，大量贫困地区的农村中小学生依旧长期处于营养不良状态。这可能是由于当时我国农村小学寄宿制学校刚实施不久，农村学生由于长期在家就餐，学生的饮食和营养问题尚未充分暴露。直到农村寄宿制学校出现，特别是小学也实行寄宿制后，学校由于缺少相应的供餐食堂和相关设施，经媒体曝光后，农村寄宿制学校学生的营养问题才逐渐凸显，并引起国家和政府的高度关注和重视。

此外，因为政策本身不具有强制性，政策中有关学生营养改善方面的内容难以落实，如"一补"政策在执行时无法确保全部用于学生的营养改善上。因此，这些政策在改善农村学生营养不良状况方面的效果并不显著，未能充分实现提高农村学生身体素质的目标，对促进农村教育发展和教育公平作用有限。

2011年10月26日，温家宝总理主持召开国务院常务会议，决定启动实施农村义务教育学生营养改善计划。会议提出，为贯彻落实《国家中长期教育改革和发展规划纲要（2010—2020年）》，提高农村学生尤其是贫困地区和家庭经济困难学生健康水平，加快农村教育发展，促进教育公平，决定从2011年秋季学期起，启动实施农村义务教育学生营养改善计划。其内容包括以下几点：第一，在集中连片特殊困难地区开展试点，中央财政按照每生每天3元的标准为试点地区农村义务教育阶段学生提供营养膳食补助。第二，鼓励各地以贫困地区、民族和边疆地区、革命老区等为重点，因地制宜开展营养改善试点。第三，统筹农村中小学校舍改造，将学生食堂列为重点建设内容，切实改善学生就餐条件。第四，将家庭经济困难寄宿学生生活费补助标准每生每天提高1元，达到小学生每天4元、初中生每天5元。2011年，《国务院办公厅关于实施农村义务教育学生营养改善计划的意见》颁布，明确提出要"提倡合理膳食，改善学生营养状况，提高贫困地区农村学生营养水平"。该文件的颁布实施，标志着农村义务教育学生营养改善计划政策正式出台并实施。至此，我国经济欠发达地区学生的营养不良问题正式进入政府的政策干预之中。

除了出台相关政策，我国政府还实施了一系列相关的学生营养项目。尽管这些营养项目的实施主要集中在城镇地区，但为未来农村学生营养餐的进一步推广和实施提供了有益的借鉴。以下简要阐述相关的营养项目。

第一，"学生饮用奶计划"，也称"学生奶计划"，是借鉴先进国际经验并结合我国国情而推出的一项重要举措。该计划自1998年开始策划准备，1999年开始在京、津、沪、穗、沈五城试行。

2000年获国务院批准，教育部等九部委联合下发了《关于实施国家"学生饮用奶计划"的通知》，联合推出国家"学生饮用奶计划"，在各省、自治区、直辖市实施。其形式采取政府引导、政策扶持的方式，由定点企业按国家标准生产，以专项计划的方式向在校中小学生提供。这项计划有效地改善了中小学生的营养状况，饮奶与健康教育不断得到扩大和宣传。但是，"学生奶计划"也出现了一些问题，主要问题在于覆盖范围太窄，覆盖到的学生有限。据《中国教育报》报道，2014年，"学生奶计划"中的牛奶供应量减少，从2013年的全国日均供应2164万份下降到2014年的约1600万份。一些原本推行很好的地方甚至还取消了学生饮用奶，这背后有多重原因。一是在管理上，"学生奶计划"涉及平行政府部门之间的协作实施，缺少约束力，组织涣散，积极性不高；二是法律法规建设亟须加强，缺少法律制度的约束，再好的项目也难取得较好的成果；三是没有充分发挥教育部门的指导作用；四是学生饮用奶品种单一；五是宣传教育不够，缺少系统性和经常性的营养教育。

"学生奶计划"虽然涉及的学生面较少，且主要在大中城市实施，但它的实施模式非常值得借鉴，即它的"五结合"：一是政府指导与市场运作相结合；二是推广学生饮用奶与营养健康教育相结合；三是开展"学生奶计划"与促进奶业发展相结合；四是立足国情与借鉴国际经验相结合；五是先试点与后推广相结合。

第二，国家"大豆行动计划"。1995年，国家食物与营养咨询委员会主任卢良恕教授及副主任委员张学元、蒋建平、梅方权等二十多位科学家，向国务院正式提出在我国实施国家"大豆行动计划"的建议。目的在于以中小学生营养状况的改善为突破口，利用我国传统的大豆加工技术，制作并廉价供给中小学生豆奶及其他豆制品，以期有效地改善中小学生特别是农村和经济欠发达地区中小学生的营养状况，促进当地大豆及系列化制品加工业的发展。1996 年 3 月经国务院批准，国家"大豆行动计划"正式实施，该计划在 11 个省市（自治区）的 24 所学校进行了试点，取得了较好的效果。中国预防医学科学院营养与食品卫生研究所对湖北相关省市试点地区的典型分析结果表明，湖北省大冶市试点学校实验组8—14 岁各年龄组男生平均身高增加 4.73 厘米，比对照组多增加 3.29 厘米；平均体重增加 5.73 千克；女生实验组与对照组相比，身高多增加 0.61 厘米，体重多增加 2.55 千克。四川省的实验效果也非常显著，实验组男生贫血发生率下降13.08 个百分点。

实施国家"大豆行动计划"后，饮用豆奶的学生体质明显增强，冬季患感冒人数显著减少，且学生在上午第三、四节课的精神更为集中，这对于他们的学习成绩和体育运动水平的提升都起到了积极的推动作用。然而，遗憾的是，这一计划未能大规模的实施并长期坚持，因此对学生的身体素质的积极影响有限。

第三，学生餐计划。我国自 20 世纪 80 年代后期就开始在一些大中城市实施学生营养餐，以午餐为主，实施对象是城市的中小学生。营养学家于若木指出，"人民的营养状况如何，是关系到人民的体质强弱，关系到民族繁衍昌盛的大事；人民的营养状况也是衡量一个国家经济和科学文化发达程度的标志。发展体育运动是增强人民体质的重要手段，而改善营养则是增强人民体质的物质基础"。她通过列举大量事实，深刻揭示了无知与偏见带来的恶果，指出亟待医治"营养盲"的紧迫性和必要性，进一步提出了一个具有前瞻性的观点——"营养指导应立即列为国策"。在社会各界的积极推动下，学生餐以民间组织的形式在一些城市开展实验。具体的实施模式是采取定点企业和达标的学校食堂供餐方式，率先在大中城市，如北京、上海、重庆、杭州、长春等地实施学生餐项目，再向一般城市扩展，以惠及更多地区的学生。一些城市的实施模式发展得较为成熟，如"北京模式""长春模式"。城市学生餐一个重要的特点是企业供餐，主要是解决城市学生的在校午餐问题。这在性质上与农村义务教育学生的营养餐不同，因为农村的营养餐项目通常具有公益性，而城市学生餐主要是通过学生自费解决，同时还要缴纳一定的管理费。

总体来看，以上这些项目主要是在大中城市开展，以城市中小学生为主体，并未覆盖到所有的农村学生，特别是对缺乏营养和长期营养不良的农村地区学生的关照不足。同时，由于尚未形成长期的供餐机制和投入机制，上述项目多带有实验性质，尽管政策上鼓励要扩大实验范围，但由于缺乏立法层面的强制保障，这些项目的持续推进主要取决于一些地方政府、领导自身的重视程度。这种情况使得项目的稳定性难以保证，一旦相关人员变动，项目很可能面临中断或停滞的风险，即所谓的"人走政息"。

这些关系学生营养的重要政策和相关营养项目的实施，尽管主要面对城市中小学生，而且覆盖范围不广，但可为农村义务教育学生营养餐的实施提供相关的成功经验，如可以进一步拓宽"学生奶计划"的范围，把"学生奶计划"与农村义务教育学生营养餐相结合，提高农村学生的营养水平。城市学生餐项目的实施模式，农村义务教育学生营养餐同样可以借鉴。

二、中国发展研究基金会的科研支持

回顾我国学生营养政策的发展历程，特别是农村义务教育学生营养政策的出台，可谓是一路披荆斩棘，历经波折。这些政策的形成并非一蹴而就，而是经过了许多艰难的过程，凝结了许多研究者辛勤的汗水，在这一过程中，中国发展研究基金会做出了较大努力。中国发展研究基金会是由国务院发展研究中心发起成立的非营利性法人组织，该组织自 2005 年起，便将目光聚焦于贫困地区学生的营养问题。在同年开展的"追求公平的人类发展"课题研究中，发现了农村学生普遍存在着严重的营养不良问题。2006 年，中国发展研究基金会成员在广西河池地区的都安县、百色地区的那坡县调查，选取了三只羊乡中心小学、大兴中心小学、古山中心小学和平孟镇北斗中心小学共 4 所寄宿制小学进行抽样和访谈调查，结果发现这些学校的饮食情况非常糟糕，学生不吃早餐，每天只吃两餐饭，两餐都是大米加上盐水煮黄豆，日复一日，年复一年。中国发展研究基金会的相关专家经过测算，发现三只羊乡中心小学学生的营养不良状况尤为突出。其中，该小学的 11 岁学生中，每天摄入的能量仅为推荐量的 3/4，而女生的摄入量更是低至为推荐量的2/3。维生素A的摄入量为推荐量的4%—6%，维生素C的摄入量为0。此外，对都安县的寄宿学校进行调研后发现，该县共有寄宿制初中23所，其中仅有11所配备了食堂，而寄宿制小学173所，却无一设有食堂。

2007年，中国发展研究基金会对广西都安县的3所小学进行了营养干预实验。经过为期21个月的实验，针对3所小学学生的营养干预项目取得了显著成效。除了体重外，实验组所有学生的体质体能指标有所改善。具体来说，实验组学生的身高、血红蛋白和肺活量等关键指标均高于对照组，这一结果充分证明了营养干预对学生体质体能的积极影响。这些显著的改善不仅为学生们的健康成长奠定了坚实的基础，也进一步证实了营养干预项目的重要性和有效性。2008年，该研究基金会在此实验的基础上撰写了名为《从农村寄宿制学校入手，实施国家儿童营养改善战略》的研究报告并提供给国务院，获得了时任国务院总理温家宝的批示："要增加政府对寄宿制学校贫困学生的补助力度，改善学生的营养状况。这件事关系国家的未来，也是扶贫事业的重要组成部分，建议由教育部会同财政部调查研究、制定方案，也可以在部分贫困省区先实行。"2008年十七届三中全会召开之际，中国发展研究基金会委托国务院发展研究中心领导将关于农村学生营养改善的视频资料和相关建议带给起草报告小组，推动该问题引起有关领导的重视。《中共中央关于推进农村改革发展若干重大问题决定》在决定中明确提出："改善农村学生营养状况，促进城乡义务教育均衡发展。"这些报告为中央领导下决定，出台专项政策，解决农村学生的营养不良问题起到了非常大的促进作用。

三、民间公益组织与媒体的积极参与

尽管一些地区的农村寄宿制学生长期以来在校忍受饥饿、营养不良的问题早已存在，但由于种种原因，这一问题长期未能得到社会的充分关注，难以成为政策议题。2011年4月，我国新闻记者邓飞联合500名记者、国内数十家主流媒体和中国社会福利基金会发起免费午餐基金公募计划，倡议公众每天捐款3元，为贫困农村地区学生提供免费午餐。这个公益活动进行了半年多，筹集到了2000多万善款。"免费午餐"覆盖了涉及贵州、广西、云南等11个省市中的100个学校，并与地方政府合作，创建了几种良好的合作模式，例如"鹤峰模式"和"马山模式"。"鹤峰模式"是按照政府出1元基金会出2元的方式实施"免费午餐"，

采取政府职能部门、基金会、学生家长三方联合参与的监管制度，并在具体实施过程中落实行政问责制度、志愿者服务制度及微博公示制度，以便接受全社会的监督。这一模式为政府与民间组织之间的合作提供了可资借鉴的例证。而广西的"马山模式"，更是做到了多方面的合作，包括政府、中国青少年发展基金会、九阳股份有限公司。在了解当地政府对于这一计划的支持程度的基础上，分析地方政府的执行能力和决策效率、政策在实际层面的推动力度。民间组织的行动不仅表明了贫困学生营养救助的紧迫性以及道德意义，同样为政府的干预政策起到了示范与试点的作用。

除了公益组织的积极实践和探索之外，媒体的作用同样也很突出。媒体的报道和宣传，促使人们去思考农村学生的营养不良问题。2011年，《新闻周刊》就报道了中国发展研究基金会对西部地区部分省份的调查研究报告，通过大量的文字、图片报道了西部地区农村学生的严重营养不良问题，提出"营养贫困"概念，引起了巨大反响。

2011年3月底，中央电视台连续一个星期报道西部农村寄宿制学生"小餐桌"问题，分别以《一年又一年、顿顿黄豆蒸饭》《学生背柴火大米上学、露天厨房做饭》《土豆熬菜汤、甘蔗成美食》《餐餐豆干馍馍、学生常有饥饿感》为题，对贵州、云南、青海几省的农村寄宿制学生在校期间的就餐情况进行了实况报道。同时，公益组织的努力加上官方主流媒体的关注，引起中央政府的高度重视。

2011年5月，《人民日报》根据"免费午餐"组织活动收支管理、资金筹集、管理监督中出现的问题，提出不具备独立法人身份的民间公益组织向社会募款，难免有非法集资之嫌，认为免费午餐背后隐含着营养权这项基本的权利，它与生命健康权息息相关，也关乎社会公平公正、长远发展。因此在物质提供、经济支持、法律程序和服务保障方面，政府应尽其责任，指出"免费午餐"若想覆盖更多学校，温暖更多孩子，当下尤其需要政府"给力"。

2011年7月，国家决定从2011年秋季学期起启动民族县、贫困县农村免费午餐试点工作，并将宁夏确定为首批试点省区，包括原州区、西吉县、隆德县、泾源县等9个县区共26万农村中小学生。2011年11月，这一试点政策的普惠范围从宁夏的26万名学生迅速扩张到全国范围内的2600万名在校学生，标志着农村学生的营养餐正式进入政府的政策范围。

《国务院办公厅关于实施农村义务教育学生营养改善计划的意见》的最终出台，实际上是一个逐步发展的过程，并不完全像有人所说的那样完全是"民间与政府的良性互动"，因为民间活动促进了政府出台具体政策解决农村学生的营养餐问题。民间组织确实在推动农村学生营养餐从民间活动到政府接棒的过程中发挥了重要的作用。但是如果没有学者的深入的调查研究，没有学者深入反映农村学生长期以来的饮食困难和营养不良问题，国家领导人没有深入把握农村经济欠发达地区学生的营养不良状况，没有相关媒体的深入报道，可能也难以让政府做到所谓的"接棒"。此外，我国早就出台过有关改善学生营养不良问题的相关政策，并已实施了相关的营养改善项目，虽然已有的政策和项目针对性不是很强，覆盖面较小，实施的效果不算理想，但是这些都是促使政府出台《国务院办公厅关于实施农村义务教育学生营养改善计划的意见》的重要影响因素。由于各方面的综合影响和作用，促使这一政策的出台。

总之，《国务院办公厅关于实施农村义务教育学生营养改善计划的意见》的出台，有其必然性。已有的早期政策和实践经验、媒体的深入报道、民间组织的积极参与，这些都为民族地区农村义务教育学生营养改善计划政策的出台营造了良好的政治环境。

第二节　民族地区农村义务教育学生营养改善计划政策实施的经济环境分析

为了解民族地区经济社会发展现状，本节将利用国家统计局官网、《内蒙古自治区统计年鉴（2020）》《广西壮族自治区统计年鉴（2020）》《贵州省统计年鉴（2020）》《云南省统计年鉴（2020）》《西藏自治区统计年鉴（2020）》《青海省统计年鉴（2020）》《宁夏回族自治区统计年鉴（2020）》《新疆维吾尔自治区统计年鉴（2020）》的数据，并以2019年为时间节点，从资源禀赋、生态环境、经济发展与共享等方面，对民族八省区的发展现状进行简要概述。

一、资源丰富，但利用率较低

第一，土地资源丰富，但地广人稀。改变土地粗放式发展模式，合理高效利用土地，是经济社会可持续发展的必然要求。截至 2019 年，民族八省区土地占地总面积为 567.29 万平方千米，占比为我国陆地总面积的 59.09%；人口总数达到了 20186.00 万人，占我国总人口的 14.42%；GDP 之和为 100427.20 亿元，仅占全国 GDP 的 10.18%。在土地面积方面，民族八省区中有 4 个省区占据了我国面积较大省份的前四位，除贵州省和宁夏回族自治区之外，其余省份在面积上排名均在前十位。在人口方面，民族八省区中除广西壮族自治区和云南省之外，其余省份人口的排名均在 15 名之后。综上可得，民族八省区疆域占据我国总面积的一半以上，但人口占比不足 15%，GDP 占比更是仅为十分之一。在单位 GDP 指标中，贵州省、广西壮族自治区、云南省、宁夏回族自治区处于中游水平，其余四省区则排名倒数后四位。从整体来看，这一现象凸显了民族地区地广人稀的显著特点，尽管疆域辽阔，但土地质量与生产情况较为落后。同时，民族八省区 GDP 排名均在后排，特别是宁夏回族自治区、青海省、西藏自治区更是位列倒数前三，整体经济发展水平相对滞后。从局部来看，民族八省区之间也存在着较大差异。在人口密度方面，贵州省、广西壮族自治区均超过了全国人口密度，属于人口密集区；而内蒙古自治区、新疆维吾尔自治区、青海省以及西藏自治区的人口密度均低于 25 人 / 平方千米，属于人口稀少区域。在土地产出效率方面，贵州省、广西壮族自治区、云南省、宁夏回族自治区在民族八省区中，排名在 20 至 25 名之间。而内蒙古自治区、新疆维吾尔自治区、青海省、西藏自治区在全国中排名则处于末端，显著落后于其他地区。这说明民族八省区整体土地产出效率低下，亟须改进。

第二，劳动力资源较丰富，但浪费严重。2019 年，全社会就业人数之和达 11349.98 万人，其中，云南省的全社会就业人数最高，达到了 2990.38 万人，广西壮族自治区以 2853.2 万人位列第二，贵州省全社会从业人数为 2049.4 万人，险过 2000 万大关，排名第三，内蒙古自治区和新疆维吾尔自治区紧随其后，分别为 1330.98 万人和 1330.12 万人，然后是青海省和宁夏回族自治区，垫底的是西藏自治区，仅有 80.4 万人，这与西藏自治区本身人口基数小有关。综上所述，民族八省区劳动力资源较为丰富。结合人口基数因素，计算了全社会从业人数占总人口的比重，结果显示，云南省的数值最高，为 63.44%，而西藏自治区仅为 22.27%，这说明民族八省区人口中有很大一部分人为非社会从业者，未进入经济社会发展的助推者队伍，造成了极大的劳动力资源浪费。

全员劳动生产率是衡量经济发展质量和劳动力效益的常用指标。从全员劳动生产率来看，民族八省区的表现各有差异，其中，西藏自治区、内蒙古自治区和青海省均超过了全国平均水平 115009 元 / 人，这表明三地区劳动力的产出效率较高，劳动者素质有所提高，而其余五省区均不足 100000 万元 / 人，且距离平均水平还有较大差距，劳动力素质亟待提高。

第三，民族地区经济发展总体滞后。以 2020 年的地区生产总值为例，民族地区实现地区生产总值 104491.76 亿元，占全国地区生产总值的 10.32%。民族地区的地区生产总值在全国的排名都相对落后，西藏的 GDP 总量为 1902.74 亿元，排名为全国倒数第 1 位；青海 GDP 总量为 3005.92 亿元，排名为全国倒数第 2 位；宁夏 GDP 总量为 3920.55 亿元，排名为全国倒数第 3 位；内蒙古的 GDP 总量为 17359.82 亿元，排名为全国第 21 位；广西的 GDP 总量为 22156.69 亿元，排名为全国第 19 位；贵州的 GDP 总量为 17826.56 亿元，排名为全国第 20 位；云南的 GDP 总量为 24521.9 亿元，排名为全国第 18 位；新疆的 GDP 总量为 13797.58 亿元，排名为全国第 24 位。民族地区一般公共预算收入为 10087.27 亿元，占全国一般公共预算收入的 10.07%。由此可见，民族地区的地区生产总值、公共预算收入在全国的占比都较小，这与民族地区广阔的国土面积和较高的人口占比形成了鲜明对比。这种不匹配现象足以说明民族地区的发展相对滞后，应加大发展力度，以达到与国土面积和人口规模相匹配的经济发展水平。

二、民族地区工业化水平低且发展难度大

由于民族地区山高谷深，道路、桥梁等城市基础设施不健全，加之经济发展的历史起点低，当地人力资本水平较低、科技水平低下，工业发展的条件远差于其他地区。因此，民族地区的工业化发展水平较低。

从其他地区工业发展经验、比较优势、国家政策导向看，民族地区效仿其他地区走工业化发展道路的难度较大。从工业发展经验来看，其他地区在发展工业时大多出现了资源过度开采、环境污染等问题，它们大多走的是"先污染，后治理"的道路。粗放式的发展路径在今天看来付出了惨重的代价，同时，环境也无法再承受新一批压缩型工业化所带来的污染和创伤。因此，这一发展路径是民族

地区不能再重走的路。从比较优势来看，民族地区的工业产业发展条件不如其他地区，而当下对工业发展的要求是走绿色发展道路，这意味着民族地区要发展工业就必须处理好经济、项目、产值、收入和环境保护的问题。这对于工业基础较为薄弱的民族地区而言，很难在竞争日益白热化、产能过剩越发突出的产业竞争环境下，有效消化环境污染成本、以技术创新应对废弃物排放。从国家政策导向来看，根据国务院颁布的《全国主体功能区规划》，我国民族地区大多位于限制开发区和禁止开发区。限制开发区所限制的内容包括两层含义：一是直接限制工业化、城镇化；二是对农业开发本着退耕还林的原则，只进行内涵发展。两个层次的共同点是充分考虑经济活动的区域性生态承载力，其限制目的是防止本区域出现生态失衡并殃及相关区域，同时进一步为相关区域做出生态贡献。

当然，我们不能误入困局，认为"发展就是工业化""民族地区限制工业化或禁止工业化就无法发展"，进而推导出"民族地区只有放弃发展机会、甘于落后才能实现环境保护"的谬论。实际上，绕过成熟的工业化并不是民族地区不发展，而是民族地区应当基于自身的自然环境、发展基础等条件，选择一条与之相适应、能够实现文明形态的跨越的个性化发展道路。

三、经济新常态的发展

经济学中新常态的概念最早来自 2010 年的达沃斯世界经济论坛，美国太平洋基金管理公司总裁埃里安（Erian）用"新常态"形容自 2008 年次贷危机后世界经济通缩长期化的趋势，经济增长速度将长期处于较低水平是其主要表征。我国从 2010 年开始，经济增长速度明显放缓，2012 年 GDP 增长速度从 2010 年的 10.45% 逐渐滑落至 7.65%，2013 年和 2014 年 GDP 增长率一直徘徊在 7.5% 左右的水平。习近平总书记 2014 年在河南考察时提出，党和国家要开始适应经济新常态，"经济新常态"一词在中国政策界和学术界也逐渐开始得到广泛使用。但是在中国的政策实践和学术研究中，中国政府和学者对经济新常态赋予了"中国内涵"：新常态中的"新"，并不仅指中国经济告别了高速增长阶段，还包括了所谓中国经济"三期叠加"的状态，即增长速度换挡期、结构调整阵痛期和前期刺激政策消化期。而新常态中的"常态"在中国也不仅指代经济低速增长的长期化，还蕴含了中国经济正式告别了过去外延式、粗放式的发展道路，转向了集约式、可持续和生态化的发展道路。这就从根本上要求我国经济必须提升发展质量，产业升级成为我国政府在经济新常态中十分关键的战略决策。而要实现产业升级，人的升级是其中的关键，这对教育提出了更高要求。

此外，面对国际和我国经济新常态的到来，党中央 2015 年提出"供给侧结构性改革"的部署，简要概括为"三去一降一补"：去产能、去库存、去杠杆、降成本、补短板。诚然，"三去一降一补"的宏观调控政策是党和国家面对经济新常态的必要举措，但其政策的负面效应——地方政府财政赤字加剧也逐渐显现。有研究表明，自分税制改革以来，地方政府财政就通过加大赤字规模来扩大开支，同时，地方政府财政赤字的重心开始逐渐远离东部经济中心向西移动，呈现"逆经济阶梯"态势，贵州、广西、陕西、江西、重庆等西部地区省市逐步进入财政赤字的预警地区，"三去一降一补"政策加剧了这一态势。还有研究表明，不论中央还是地方，政府赤字都在快速上升。自 2008 年我国政府实行积极的财政政策以来，我国政府整体财政赤字已达万亿水平，其中公共福利开支占财政开支比重达八成，教育支出成为最大的支出项目，已突破了万亿元。由于政府基本公共开支不断增大，特别是教育开支的不断增大，政策财政赤字也在不断增大，我国各项政策都要调适，扶贫政策亦是如此。"大水漫灌"的救济式扶贫政策在中央和地方财政赤字不断扩大的情况下已然不合时宜，2015 年正式实施的精准扶贫成了中央政府在扶贫领域的重要转变，其重要目的在于缓解刚性的公共福利开支和赤字压力不断增大的矛盾，提升扶贫支出的使用效能，并提升中央财政占地方政府扶贫支出的比例。

简而言之，经济新常态构成了公共政策调适的基本经济背景。对于教育而言，经济新常态为西部地区的产业升级带来了机遇和挑战。

第三节　民族地区农村义务教育学生营养改善计划政策实施的文化环境分析

通过历史的积淀，每个民族都形成了自成体系的民族文化。民族文化是本民族历史、文化、习俗的传承，也是本民族延续、发展的内核。

一、民族文化与习俗

少数民族文化体现少数民族对自然、生态以及人与自然关系的认识，主要包括以下几个方面：一是以尊崇自然、敬畏自然为内核的文化信仰；二是以保护自然为主旨的乡规民约、习惯法等；三是表达人民亲近自然、保护自然的情感和价值体系，如风俗禁忌、生活习俗、文化艺术、节庆活动等。

文化信仰影响着少数民族群众的思维方式、行为方式，并融入当地文化艺术、生产生活之中，成为传统精神文化的重要组成部分。少数民族文化信仰中蕴含着很多少数民族群众对自然的认识和态度，支撑着少数民族群众与自然和谐相处。自然崇拜是少数民族原始文化形态的主要内容。

受到当时思维观念、生产力水平、实践范围等因素的影响，当少数民族先民面临自然灾害威胁等一切他们无法解释清楚的现象时，他们就会对自然现象产生虚幻的认识，进而形成具有生态寓意的原始文化信仰。我国少数民族文化信仰主要包含了对自然、图腾、祖先的崇拜。少数民族先民们认为日月星辰、山河湖海、虫鸟鱼兽等都是有灵魂的、有意识的，而且这种灵魂、意识具有"万能性、永恒性、普遍性"，即"神圣性"。正是这些自然物具有"神圣性"，能为人民带来福音或者灾难，因此，人们无力逃脱，只能被自然驯服，与自然和谐相处。自然崇拜体现的是少数民族先民对自然的敬畏和尊重，表现出人、神、自然之间的和谐关系。傣族有着悠久的"山林崇拜"。在傣族居住的每个村寨附近都有一座"龙山"。傣族群众认为"龙山"是"神居住的地方"，山中的花草鱼虫都是神家园里的生灵，都是"神物"，人们不能进入山中砍伐、狩猎、采摘、破坏。"龙山"借助信仰的力量建立起自然保护区，保护着西双版纳丰富的植物资源。侗族作为一个典型的南方山地农耕民族，他们基于"五界"的宇宙结构和世界观，把世界上的所有事物都理解为具有灵魂的。同时，他们把自然物主体化理解，形成一种亲缘关系的生态伦理，以相互依赖生存的"傍生"关系来对待世界万物。

为了维护本民族内部的秩序和整体利益，在特定的地域或者群体中就会形成融入当地经济文化、历史传统的乡规民俗、习惯法。少数民族环保习惯法的产生、发展与当地的自然环境、人民长期以来的生产生活活动有关，也和少数民族对大自然的虔诚崇拜脉脉相通。侗族是历史上没有建立过政权的民族，区域管理和治理主要依据"款"联盟来实现。"款"是一种松散的社会自治组织，但是侗族几千年来就靠着"款"把侗族治理得井井有条，其成功是因为制度蕴含的价值支撑，一种和谐的价值观渗透在侗族整个社会。如侗族的"款"规定，砍木材不挖根，砍柴不伐幼木，取草药不挖主茎，河塘捞鱼不抓幼崽。

习俗是少数民族文化的一种重要表现形式。虽然习俗没有以文字来记载，但是它依靠人们共同的信仰被本民族群众共同遵守，并流传千百年。侗族和苗族都有着本民族种树的习俗。苗族有着"想要山区富，全靠多种树"和"家有千株桐，子孙不受穷"的习俗和谚语，可见，苗族群众十分看重种树。苗族群众由于聚居在不同的地区、属于不同的支系，因此在种树的习俗上略有区别。

民族习俗影响着少数民族群众的衣食住行、节庆等各个方面，使得各民族形成各异的饮食习惯、居住习惯、出行习惯、劳作习惯、庆祝方式等。当然，这些民族习俗也催生出各地不同的民族经济。苗族的装饰习俗中流行白银，银饰的种类有很多。在贵州省黔东南苗族侗族自治州雷山县的田野调查中发现，生活在这里的苗族群众有着一种世世代代流传下来的习俗。他们将家中所有的财产都换成白花花的银子，投入熔炉，锻造成丝，编制成花，錾刻成衣。苗族崇尚银饰的习俗不仅练就了苗族精湛的银饰加工工艺，而且在苗族社会形成了"银贵金贱"的现象。

每个民族长期的历史活动中都会形成属于各自民族的、较为一致的思想观念并世代延续，这就是传统观念。传统观念同样包罗万象，有商业理念、处事观念等。白族在与外界的交往过程中，商人扮演着十分重要的角色。从南诏、大理国时期开始，随着古代商路的开通和交汇，白族群众的商贸观念逐渐建立和发展，影响着整个大理社会的价值取向，慢慢地树立了以河蛮商人为代表的善于创造商务文明的民族形象。

通过充分考虑民族特有的文化与习俗，融入当地文化，可以提高政策的可行性和可持续性，同时增强人们对政策的认同感。

二、文化资本匮乏

文化资本匮乏可能导致人们对政策的理解程度不高，难以主动参与政策的制定和实施。关于文化贫困的研究，国内外都有着十分丰富的研究成果，学者们从不同角度分析了文化贫困和贫困文化的本质和成因。已有大量研究表明，文化贫困是由贫困文化导致的精神贫困。而本书认为，文化资本的匮乏也同样是形成文化贫困的重要原因。

法国当代著名社会学家布迪厄（Bourdieu）将文化资本存在着三种形态，第一种是客观化的文化资本，它可以进入市场进行交易换作经济利益，也可以被继承，成为家庭文化的一部分；第二种是具象化的文化资本，即人本身的存在和其思想的存在，当人适应了上层阶层的文化之后，这个人便可以被认为具有了文化资本；第三种是工具化的文化资本，通常包括教育制度、学术资格、学位文凭、竞争机制等。在布迪厄理论中的文化贫困所处的场域是家庭，是指家庭所拥有的文化资本的多寡可以直接影响学生的学术表现。如将其场域扩大至地区，则该地区所蕴含的文化资本的多寡可以影响当地学生的平均学业表现。同时，布迪厄还指出，文化资本在一定条件下可以转化为经济资本。美国社会学家柯林斯（Collins）也认为在文凭社会下，拥有良好学术表现的学生通过获得文凭来获得更高的收入和社会地位。由此，文化贫困表现为文化资本的多寡，影响个人收入、社会地位、思想道德水平和文化素质水平的高低，从地区整体看则影响地区经济收入水平和摆脱贫困的难易程度。

从这一角度来说，导致经济欠发达地区文化贫困的直接原因是该地区的文化资本相对稀缺，而经济条件落后是根本原因。民族地区文化贫困亦可分为相对贫困和绝对贫困。文化的绝对贫困是指经济欠发达地区缺少文化载体，这既包括物质文化遗产，如书本、录像、绘画和雕塑等物质载体的缺失和毁坏，也包括非物质文化遗产，如信仰图腾、民俗节日、歌谣传说、传统技艺等非物质载体的失传。而文化的相对贫困指的是经济欠发达地区共同存在的，导致贫困地区经济社会发展落后的文化因素。广西经过多年的民族文化发掘和建设，已然形成了丰富且深邃的民族文化宝库，有大量的民族物质和非物质文化遗产。民族地区的文化资源宝库不断为民族地区带来丰厚收益，也由此出现了"旅游扶贫"等新型扶贫开发模式。尽管民族地区文化旅游产业的发展依然存在开发不足、文化特色不鲜明、宣传方式落后等问题，但并不影响民族地区文化资本为当地直接带来的经济回报。因此从这一层面来看，广西在后扶贫时代的文化贫困问题显然不是客观化的文化资本缺失的问题，而是具象化和工具化的文化资本在不利条件下的文化贫困问题。

民族地区具象化的文化资本缺失首先表现为当地群众的平均受教育水平较低。本书问卷对广西数个县级和县级以下乡镇学校学生家长的受教育水平调查显示，被调查的 2474 名家长中，文盲和小学或初中学历的家长占比超过八成，其中绝大多数为少数民族。

工具化的文化资本使得贫困地区群众在现代教育体系下陷入竞争劣势，此等劣势不会随着基层教育扩张而消失，因为矛盾存在于教育内部。根据英国新教育社会学家伯恩斯坦（Bernstein）的编码理论，话语具有将特定知识转化为正统知识的能力，与广大普通民众相比，富人群体凭借自身更雄厚的经济实力，利用话语和意识形态建构，极大地影响着社会知识的生产和再生产，使其家庭教育与社会知识所在语言环境相重合。在惯习论和场域论中，富人群体拥有足够的经济实力会营造学习环境，培养其子女富含逻辑性、抽象性和思辨性的学术性习惯。在此种情形下，农村贫困地区学生陷于双重不利。第一，富人群体处于城市，于是其构建的知识体系必定含有大量城市符号和学术符号，其子女接受程度高。但这与农村学生所处的农村文化环境格格不入，农村学生需要花费更大精力在两者之间切换。第二，相比之下，富人群体的子女拥有更接近知识体系的家庭教育，他们更容易接受学校教育，拥有更良好的学业表现。农村贫困地区家庭并不能提供足够的资源去营造满足此等知识体系的学习场域，其子女的学业表现可能会落后。在两个因素的交织影响下，农村学生在获得更高文凭之后往往背井离乡，造成农村人才大规模流失且淤积于城市。

综上，农村地区大量壮年劳动力进城务工，留守儿童大量出现，隔代抚养并不能对父母教育形成替代效应，无法营造满足教育选拔体系的家庭教育氛围。同时，现代知识体系的城市化、学术化的特点使得农村学生陷入相对不利的处境。留守儿童普遍学业成绩低下、厌学，产生了各种问题行为和心理疾病。实证表明，广西农村义务教育阶段儿童较城市儿童更易产生心理问题，且年纪越高，心理健康状况越差。在促进贫困地区阶层流动的效能方面，教育呈现了事实上的边际递减，教育扶贫政策的政策效能亟待提升。这便要求我们必须适时地做出教育政策调适，应当把目光从增加民族地区教育机会的供给转向对民族地区家庭文化贫困的扶持，特别是需要关注民族地区文化资本匮乏问题。

第四节　民族地区农村义务教育学生营养改善计划政策实施的历史环境分析

历史的最大特性是变化，历史分期的目的是找出"变点"，观察历史的"质变"与"量变"，从而了解各时代的特性。以史为镜，可以知兴替。分析民族地区农村义务教育学生营养改善计划政策实施的历史环境，既可以总结客观经验，又能为未来的政策调试寻找理论和现实依据。

一、民族地区历史起点

综观世界历史，四大文明的发源地有一个共同点就是它们都位于河谷地区。由于河谷地区拥有肥沃的土地、充沛的水源，因此，这些地区缔造了繁荣的农耕文明，成为世界文明的摇篮。而相对于河谷地区，山区则表现出交通不便、土地贫瘠、发展生产自然条件薄弱的劣势。我国少数民族大多位于偏远的山区，因此，少数民族地区发展的基础和自然条件较差，建设成本较高，发展难度较大。同时，民族地区大多处于边疆地区。在王朝国家时代，"守中治边"是王朝国家对边疆民族地区的基本政治定位。因此，边疆地区是王朝中央的拱卫，常被置于国家战略的边缘位置。

正是在地理区位、自然环境、历史政策等因素的影响下，民族地区经济社会发展基础相对落后。新中国成立后，部分民族地区直接过渡到社会主义社会。跨越式的发展也造成民族地区在经济社会发展的某些方面存在发展基础薄弱、发展滞后的现象。

二、过去的教育政策和实践

在了解中国民族地区农村义务教育学生营养改善计划政策前景的过程中，深入分析过去的教育政策和实践是至关重要的。通过审视过去的政策和实践，可以更清晰地了解该地区农村义务教育的发展状况，评估先前政策的成效、问题和经验教训。这种分析不仅可以为未来政策的制定提供借鉴，还有助于发掘可持续发展的路径和方法。

过去的教育政策和实践在不同历史时期和地区可能存在着差异，但总体来说，它们都是以提高农村义务教育普及率、提高教育质量、缩小城乡教育差距为目标展开的。然而，在实践中也暴露出了一些问题，例如教育资源分配不均、师资力量不足、教育设施落后等。这些问题直接影响了农村学生的教育体验和学习效果。比如在中国西部地区，曾经实施了一系列的农村教育扶贫政策，旨在增加和提升农村学生的受教育机会和教育质量。其中包括修建学校、培训教师、提供奖助学金等举措。然而，地区经济基础薄弱、交通不便、文化传统习惯等多种因素致使这些政策在实践中面临诸多挑战。一些偏远地区的学校仍然存在师资匮乏、教学设备简陋、学生辍学率高等问题，导致政策的实施效果不尽如人意。

过去的教育政策和实践也积累了宝贵的经验教训，通过对成功案例和失败案例的分析，政策制定者可以汲取经验教训，更加科学地设计和调整未来的教育政策。

综上所述，过去的教育政策和实践在评估农村义务教育学生营养改善计划政策前景中起着重要的作用。对过去政策的深入分析有助于更科学地制定和实施未来的教育政策，推动农村义务教育可持续发展。

三、生活方式变迁

农村地区的生活方式变迁是农村义务教育学生营养改善计划政策设计的重要考量。生活方式的变迁通常涵盖农业生产方式的改变和人们对教育的认识变化两个方面，这对于设计适应当地现实的政策具有指导意义。

第一，农业生产方式的改变。随着农村经济结构的调整和现代化进程的推进，农业生产方式发生了根本性的改变。从传统的手工劳作向现代化、机械化的农业生产方式转变，不仅改变了居民的工作方式，也影响了饮食结构和生活习惯。例如，在过去的农村社区，居民主要依赖传统的农业生产方式，饮食以主食为主。而随着农业机械化和现代化的普及，生产效率提高，农产品多样化，人们的生活方式也逐渐趋向多样化，居民更加注重膳食平衡，对于计划中饮食结构的设定产生了新的需求。

第二，人们对教育的认识变化。随着社会的进步和教育观念的更新，人们对教育的认识发生了明显的变化。对于农村义务教育的需求不再仅仅停留在传统的读、写、算能力上，而更加强调综合素质的提升。例如，在过去，农村家庭可能更关注子女是否能够读书入学，而如今，家长们更加注重子女的全面发展，包括身体健康、营养均衡等方面。这对于农村义务教育学生营养改善计划的设计提出了更高的要求。因此，农村义务教育学生营养改善计划在这一地区的实施需要兼顾传统主食的供应，同时引入多样化的膳食元素，以满足居民的新需求。

农村居民逐渐认识到健康的身体状况对学生的学习和生活至关重要。因此，农村义务教育学生营养改善计划不仅应关注知识传递，还应更加强调培养学生健康的饮食习惯，提供全面的营养支持，以促进学生全面发展。

第六章 民族地区农村义务教育学生营养改善计划政策实施的案例分析——以广西百色市为例

学生营养问题是新中国成立以来就长期存在的，但是营养改善计划试点学校是2011年起才开始设立的。2010年国务院通过的《国家中长期教育改革和发展规划纲要（2010—2020）》中指出，以促进义务教育均衡发展和支持困难群体为重点，以倡导健康饮食、改进农村义务教育阶段学生健康情况为基本要求，提高学生营养与健康水平。2011年，《国务院办公厅关于实施农村义务教育学生营养改善计划的意见》颁布，在全国贫困地区正式启动实施营养改善计划政策。2022年，教育部等7个部门印发《农村义务教育学生营养改善计划实施办法》，作为最新的政策指导文件。这一系列文件的发布，都是为了改善农村学生营养不良的情况，从而全面提升中小学学生的身体素质，推进城乡教育公平。本章以广西百色市为例，详细阐述了在国家一系列有关营养改善计划文件政策部署下的具体实施情况。

第一节 广西百色市概况

百色市地处滇黔桂三省（区）交界，南与越南接壤，边境线长达359.5千米。全市总面积3.63万平方千米，辖12个县（市、区）135个乡镇（街道办事处），总人口423万。百色是著名的革命老区和民族地区，也是全国生态型铝产业示范基地、中国杧果之乡，更是我国面向东盟开放合作的前沿和窗口，先后荣获"中国优秀旅游城市""全国双拥模范城""国家园林城市""国家卫生城市""国家森林城市""全国民族团结进步示范市"等称号。

在多年的改革发展历史进程中，百色积累了以下五个方面的发展优势：

第一，政策优势。百色"一市三区"的核心区——百东新区，享受广西百色重点开发开放试验区、《左右江革命老区振兴规划》《珠江—西江经济带发展规划》首批全国政策性金融扶贫实验示范区、国家西部大开发等各项叠加优惠政策。

第二，区位交通优势。百色是滇、黔、桂三省（区）交界的交通枢纽和物资集散地，是大西南出海通道及进入广西腹地的咽喉城市，具有"东靠西联，承东启西"的特殊区位优势。全市高速公路通车总里程达到 1142 千米，排广西第二。百色巴马机场通达上海、深圳、广州等 8 个城市。

第三，资源优势。百色拥有丰富的矿产、农林和光热资源，被誉为"十大有色金属之都"，已累计探明铝土矿储量 7.32 亿吨。锰矿保有资源量 2.14 亿吨，锑矿资源量 4.76 万吨。全市拥有森林面积 4173 万亩（1 亩 ≈667 平方米），林地面积 4307 万亩，活立木蓄积量 1.54 亿立方米，均居广西首位。右江河谷是全国三大"天然温室"之一，是全国重要的热带亚热带名优水果和南菜北运生产基地。光照、风电资源均位居广西前列。

第四，生态优势。百色是珠江上游重要的生态安全屏障之一，是广西的重点林区和生态保护建设重点地区。拥有 4 个国家级自然保护区和 9 个自治区级自然保护区，森林覆盖率达 73.06%。2022 年，城市环境空气质量优良天数比率97.8%，国家地表水考核断面水质排名全国第七。

第五，人文旅游优势。百色历史悠久，山川秀丽，人文景观和民族风情多姿多彩；拥有世界地质公园 1 个，国家 5A 级景区 1 个，国家 4A 级景区 22 个，3A 级景区 22 个，国家非物质文化遗产 9 个。百色起义纪念园是广西首个以红色为主题的 5A 级旅游景区。乐业大石围天坑群是我国唯一的以天坑群为主体的大型国家地质公园。

2022 年，全市经济总量（GDP）达到 1729.10 亿元，同比增长 4.2%，增速排名广西第四位；新型生态铝、林业、新能源、新材料"四大主导产业"持续壮大，工业增加值同比增长 6.2%，增加值总量排广西第三位。

第二节　广西百色市农村义务教育学生营养改善计划政策的实施情况

一、广西百色市农村义务教育学生营养改善计划实施方案的制定情况

根据国家的部署，广西各职能部门积极配合，努力推进各项工作的开展。自治区秉持"政府主导、试点先行，因地制宜、突出重点"的原则，并以稳步推进农村义务教育学生营养改善计划，不断提高农村学生营养健康水平为目的。广西壮族自治区人民政府办公厅于 2012 年 2 月 25 日颁布了《广西壮族自治区人民政府办公厅关于实施我区农村义务教育学生营养改善计划的意见》（桂政办发〔2011〕219 号，以下简称《意见》）。

（一）启动学生营养改善计划试点

作为全区实施营养改善计划的指导性文件，《意见》中明确提出：从 2011 年秋季学期起，启动农村义务教育阶段学生营养改善计划自治区试点，将国家试点未覆盖的国家扶贫开发工作重点县、边境县、民族自治县（含享受边境县、民族自治县待遇的县）纳入试点范围。此外，文件中明确规定要为试点地区农村义务教育阶段学生提供营养膳食补助，标准为每生每天 3 元，全年按照学生在校时间 200 天计算。其中，国家试点所需资金全部由中央财政承担，自治区试点所需资金，除中央给予的奖励性补助外，其余由自治区和县按 8∶2 的比例分担。试点地区和学校要在营养食谱、原料供应、供餐模式、食品安全、监管体系等方面积极探索，为稳步推进农村义务教育学生营养改善计划积累经验。试点工作由自治区人民政府统筹，市、县人民政府具体组织实施。

（二）改善就餐条件和完善"一补"政策

《意见》中规定了各地人民政府要根据当地实际为农村学校学生食堂配备合格的从业人员，学生食堂从业人员工资福利、保险以及专业培训等方面所需经费

由各市、县统筹解决。为推进工作开展，自治区在安排相关教育专项建设资金时，将对国家和自治区试点县适当倾斜，优先支持各地利用闲置和富余校舍改扩建食堂或伙房。为进一步完善农村义务教育经费保障机制，《意见》规定从 2011 年秋季学期起，将农村义务教育家庭经济困难寄宿生生活费补助标准每生每天提高 1元，达到小学每生每天 4 元、初中每生每天 5 元。提高"一补"标准所需资金的分担办法和"一补"享受面仍按自治区现行规定执行。

二、广西百色市农村义务教育学生营养改善计划实施的基本情况

营养改善计划实施以来，在各级领导的高度重视和成员单位的通力配合下，各级各部门严格执行相关规定和要求，加大对食品安全、资金安全的管理和监督，稳步推进了广西营养改善计划工作的顺利实施。

（一）国家试点县和地方试点县工作进展顺利

广西认真落实《国务院办公厅关于实施农村义务教育学生营养改善计划的意见》《广西壮族自治区人民政府办公厅关于实施农村义务教育学生营养改善计划的意见》等相关文件精神，稳步推进全区农村义务教育学生营养改善计划实施工作。截至 2016 年 10 月底，广西农村义务教育学生营养改善计划试点工作覆盖 63个县，其中国家试点县 29 个，受益学校 4989 所，受益学生 868804 人；自治区试点县 13 个，受益学校 1412 所，受益学生 282765 人。截至 2020 年底，广西累计约有 1454 万人次享受到"营养午餐"；自治区奖补资金扶持的市、县试点 21个，受益学校 2255 所，受益学生 537813 人。截至 2017 年，营养改善计划共惠及学校 8656 所，学生 1689382 人。所有试点县应纳入营养改善范围的学校和学生全部纳入，覆盖率 100%。2016 年度，营养改善计划实施工作总体进展顺利，全区营养改善计划受益学生营养状况得到普遍改善，所有试点学校的营养餐没有发生食品安全事故和资金安全事故。

其中，柳州于 2008 年在全国率先实行"免费午餐"；2011 年底，融水作为国家试点县，在严格执行农村义务教育学生营养改善计划的基础上，积极探索适合本地实际的"融水模式"。从实现全县义务教育学校全覆盖到食材统一配送的自助餐模式，融水县不断提升营养改善计划实效。2017 年起，融水县自筹资金，

让县城 6 所义务教育阶段学校学生也吃上了营养餐，实现营养改善计划全县义务教育学校全覆盖。另外，融水县将营养餐的补助标准由国家统一的每生每天 4 元增至 5 元，增加的费用由市、县两级承担。针对这两项举措，融水县近年来共投入约 5500 万元。目前，全县 15 所学校的营养餐升级成自助餐模式，受惠学生占义务教育阶段学生总数的 37%。百色市德保县为保障营养改善计划顺利实施，不断加强硬件、软件方面的工作，广泛接受社会和学生家长对营养改善计划资金的监督，确保学生享受到搭配科学的营养餐。截至 2017 年 9 月，全县 129 所农村义务教育学校的 21265 名在校生已全部受惠于营养改善计划，累计支出营养膳食补助达 1272.86 万元。至此，全县所有农村义务教育学生均享受到营养膳食补助。

（二）政策受益学生健康状况得到改善

广西营养改善计划政策的实施范围涵盖全区的农村地区，覆盖了全体正在接受义务教育的学生。营养改善计划不仅使学生健康快乐地成长，也减轻了家长的负担。在政策没有实施之前，虽然家长也都非常重视孩子们的营养问题，但部分农村学生家长对营养搭配问题认识得还不是很深。自从实施营养改善计划政策以来，学校方面很少发现有学生在校外买东西吃，政策的实施实现了为农村义务教育学生长期提供营养均衡的食物，学生生长发育得到了有效保障，身体素质得到了明显提升。此外，还有力推动了乡村振兴战略的实施。

其中，百色市德保县是全国农村义务教育学生营养改善计划工作试点县，该县在实施农村义务教育学生营养改善计划工作中加强监督管理并取得了良好的成效：一是强调各试点学校要定期公布营养改善计划资金总量、受益学生人数名单、经费账目、配餐标准、食品数量和价格等信息；二是按照自治区教育厅有关文件要求，该县教育局结合现有学籍管理平台，建立了营养餐实名制学生信息管理系统，对学生人数、补助标准、受益人次等情况进行动态监控，严防套取冒领补助资金行为；三是各试点学校严格按照上级有关文件要求健全和完善相关资助台账，确保营养改善计划顺利实施。通过以上一系列的工作，百色市德保县实施的营养改善计划大大改善了学生的营养状况。

三、广西百色市农村义务教育学生营养改善计划实施的调研情况

不同的主体对农村义务教育学生营养改善计划实施效果的认知不同，本书主要基于学生、教师、家长三个主体对农村义务教育学生营养改善计划的实施效果进行评估。

（一）实地调研情况

广西民族地区作为广西经济较落后的地区，是实施营养改善计划过程中需要重点关注的地区。本团队于 2020 年 12 月对广西百色市右江区的四塘镇、永乐镇、阳圩镇、汪甸瑶族乡的共计 14 所中小学进行了实地调研，收集了 585 份学生问卷。

①学生满意度：82.56% 的学生表示学校提供的营养餐能够让他们吃饱，76.41% 的学生对学校提供的营养餐表示满意，23.08% 的学生表示一般满意，仅有 0.51% 的学生对学校提供的营养餐表示不满意。总体而言，绝大部分学生对营养餐的满意程度较高。

②营养搭配：学校提供的营养餐以米饭、蔬菜、鸡蛋、肉、汤水为主要组成部分，从营养角度看，食物搭配比较科学。

③餐饮环境：在提供营养餐的环境方面，大部分学生所在学校的营养餐由食堂统一提供，学生认为学校的卫生条件比较好，认为营养餐也可口。

④教师评价：73 份教师问卷显示，100% 的教师对学校实施的营养改善计划持"非常好"的评价；66.67% 的教师认为该政策对增强学生体质影响较大；100% 的教师认为学生是营养改善计划的最大受益者，并有 64.29% 的教师认为该计划对学生的营养状况改善起到了明显的促进作用。

⑤家长问卷调查：回收的 120 份家长问卷显示，99.17% 的家长赞成国家实施农村义务教育学生营养改善计划，其中 45% 的家长表示非常赞同。100% 的家长持正面态度，30.83% 的家长对学校提供的营养餐非常满意。在"营养餐"的好处方面，67.5% 的家长认为营养餐有利于学生的身体健康并为父母节约了时间，62.5% 的家长认为营养餐解决了孩子的午餐问题，99.17% 的家长认为营养餐对孩子的健康发展有帮助。

广西营养改善计划政策实施以前，正在接受义务教育的农村家庭学生，大多

一天只吃两顿饭。随着营养改善计划政策的实施，学生在校的生活条件也发生了变化，养成了一日三餐的良好饮食习惯。随着社会产品的丰富，同学们的餐谱也在悄然发生积极的变化。饮食结构得到优化，营养搭配也更合理均衡，民族地区农村义务教育学生的身体素质也有了明显提高。

（二）学生对营养改善计划的看法

①营养餐满意度：调查数据显示，76%的学生对学校提供的营养餐感到满意。这一数据反映了学生对营养改善计划的整体接受程度，说明政策在满足学生基本需求方面取得了一定的成效。

②营养餐能否吃饱：88%的学生表示学校的营养餐可以吃饱。这表明政策的实施对解决学生饥饿问题具有积极作用，尤其是对那些因家庭贫困而无法获得充足食物的学生来说，政策为其带来了实质性的改善。

③营养餐口味：65%的学生认为学校的营养餐可口。尽管这一比例不是很高，但它仍然反映了政策实施对提高餐饮品质的积极影响。这也意味着可以进一步改进餐饮质量以提升学生的满意度。

④食堂卫生条件：74%的学生认为食堂卫生条件良好。这一结果表明，政策的实施也有助于提升食堂的卫生标准，为学生提供一个健康安全的用餐环境。

综上所述，学生对于农村义务教育学生营养改善计划的满意度、食物充饥程度、口味和卫生条件等方面的看法都反映了政策实施具有良好的效果。政策的实施有助于改善学生的饮食状况，尤其对那些受家庭贫困影响的学生具有重要意义。

（三）教师对营养改善计划的看法

针对教师的调查，主要从教师对营养改善计划的了解度和营养改善计划的效果展开。大部分教师对营养改善计划了解得比较透彻，同时大部分教师兼有向家长宣传营养改善计划的任务，自身也从多渠道了解过学生营养改善计划。此外，在所有学校中营养改善计划已经实施超过3年，64%的教师认为实施学生营养餐之后，学生的营养状况得到了明显改善，并且有半数以上的教师认为后续开设营养健康课程非常有必要。在对教师的调查中，教师在营养改善计划执行的整个过程中的参与度最高，对于营养改善计划的实施了解得最为细致，教师群体基本认可营养改善计划的作用。

（四）家长对营养改善计划的看法

针对家长的调查，主要从家长对营养改善计划的了解度、对营养改善计划实施的态度、对学校营养改善计划实施的总体情况、对营养改善计划的支持程度等方面展开。调查数据显示，66% 的家长对营养改善计划有所了解，几乎 100% 的家长都十分支持营养改善计划；对于营养改善计划，75% 的家长表示满意，80% 的家长对学校具体提供的营养餐感到满意。就实际情况而言，家长对营养改善计划的理解相对简单，认为政府、学校为自己分担了经济和看护孩子方面的压力，其虽也对政策的具体内容缺乏更为细致的了解，但家长群体基本十分支持该项政策。

综上，可以看出农村义务教育学生营养改善计划总体实施情况较好，当地行政管理部门积极出台文件指导各学校展开工作，同时也设置了相应制度确保营养改善计划资金专款专用，各学校配合当地行政管理部门，在学校内展开各种制度建设，确保营养改善计划的顺利实施；此外，不同主体对于营养改善计划实施的评价和看法以正面居多，均占到了总体调查人数的 60% 以上，当地农村义务教育学生营养改善计划的实施颇具成果。

第三节　广西百色市农村义务教育学生营养改善计划政策实施的成效

一、广西百色市农村义务教育学生营养改善计划政策实施的"公共价值"成效

（一）契合主导性需求，凸显客体价值

1. 主导性需求

主导性需求是指社会公众或政府认为最为紧迫和重要的需求，是政策制定的核心目标和主要导向。在营养改善计划中，主导性需求可能包括改善学生的营养状况、提高学生的健康水平、促进学生的学习和成长等。这些需求反映了政策的社会责任和公益性质，是推动政策实施的关键动力。

2. 客体性价值

客体性价值是指政策实施过程中所带来的其他积极效果或附加价值，不同于主导性需求，但同样会对社会产生一定的影响。在营养改善计划中，客体性价值可能包括提升农村地区学校食堂的管理水平、增加农村地区就业机会、促进农村经济发展等。这些价值虽然不是政策的核心目标，但仍然对社会和个体产生了积极影响，为政策的可持续发展提供了支持。

因此，在广西百色市农村义务教育学生营养改善计划实施过程中，主导性需求是改善学生的营养状况和健康水平，而客体性价值则包括与此相关的其他积极效果，二者共同构成了政策的"公共价值"成效。

（二）贯彻教育公平，确保本质价值

在广西百色市农村义务教育学生营养改善计划实施过程中，本质价值是指该计划能够真正带来的核心、根本的社会价值和效益。本质价值通常是政策或计划设计的初衷和目的，是为了解决社会问题、改善人民生活，具有深远的社会意义和影响。

在这个营养改善计划中，本质价值主要体现在以下几方面：

第一，改善学生的健康状况。营养改善计划的核心目标之一是提高学生的营养水平，从而改善他们的健康状况。通过提供营养丰富的餐食，满足学生的营养需求，可以有效预防营养不良和相关疾病，促进学生身心全面发展。

第二，促进教育公平。农村地区学生由于家庭经济条件的限制，往往面临着较差的饮食条件，导致学习和生活质量的不平等。通过实施营养改善计划，可以弥补这种不平等，为所有学生提供公平的营养支持，促进教育的公平发展。

第三，提高国家竞争力。健康的学生是国家未来的栋梁，他们将成为国家的重要人力资源。通过改善学生的营养状况，可以提高其学习能力、创造力和生产力，为国家的长远发展和竞争力提供坚实的基础。

因此，广西百色市农村义务教育学生营养改善计划实施的本质价值在于改善学生的健康状况、促进教育公平和提高国家竞争力，这些价值是该计划设计和实施的核心目的和意义所在。

贯彻教育公平，确保本质价值，是农村义务教育学生营养改善计划实施中的重要原则。该计划通过保障每个学生都能享受到相同水平的营养服务，消除经济差异导致的教育不平等，确保每个学生都有平等的发展机会。

首先，教育公平的实现。学生在学校接受到相同水平的营养服务，有助于打破因家庭经济状况不同而产生的教育不平等。通过提供免费午餐和全面的营养支持，该计划保障了学生在教育过程中的平等权利，使他们更有可能充分参与学习、提高学业水平。这一原则还体现在食物供应的均等性上，确保每个学生都能够享受到丰富、均衡的饮食，不因个体差异或家庭经济水平而受到不公平的待遇。

其次，本质价值的体现。农村义务教育学生营养改善计划旨在确保学生获得全面发展的机会，这是教育的本质价值之一。通过提供丰富多样的食物，保障学生获得足够的营养，该计划致力于从根本上提高学生的身体素质，为其未来的学业和生活奠定坚实基础。通过强调身体健康的重要性，该计划进一步传递了"教育全面发展"这一本质价值观。学生在身体健康的基础上更容易获得更好的学业成绩，这有助于实现教育公平的目标。

再次，社会公共服务的责任。农村义务教育学生营养改善计划作为一项社会公共服务，体现了政府对于教育的社会责任。政府在教育领域积极参与，通过确保每个学生都能够获得相同水平的营养服务，履行了其提供公平机会、推动社会公正的责任。这一责任的体现不仅在于提供物质支持，还在于通过制定政策和实施计划，积极纠正教育领域的不平等现象，为农村学生创造更加公平的学习环境。

最后，可持续发展的基础。通过贯彻教育公平，确保本质价值，农村义务教育学生营养改善计划为可持续发展奠定了基础。通过满足每个学生的基本需求，该计划不仅提高了学生的学习效果，还培养了更加健康、积极向上的未来公民，为社会的可持续发展做出了积极贡献。

在贯彻教育公平、确保本质价值的过程中，农村义务教育学生营养改善计划以其积极的社会影响，为农村教育事业的可持续发展提供了坚实基础。

（三）符合群体偏好，响应过程价值

在广西百色市农村义务教育学生营养改善计划政策实施过程中，公共价值、群体偏好和过程价值之间存在着密切的关系。这些因素相互作用，共同影响着政策的效果和社会的反应。

公共价值和群体偏好的关系：公共价值是指政策实施所带来的对整个社会有益的效果和价值，而群体偏好则是指不同群体对政策的态度、偏好和期望。这两者之间的关系在于公共价值的实现需要考虑到不同群体的需求和期望，政策应该

能够满足大多数群体的利益诉求，以实现长期的社会稳定和发展。

公共价值和过程价值的关系：过程价值是指政策实施过程中所产生的价值，包括政策的合法性、公平性、参与性和透明度等。而这些过程价值的实现对于实现公共价值至关重要。一个政策如果在实施过程中缺乏公正、透明和有效的管理，就可能导致公共价值的破坏或削弱。因此，公共价值的实现需要建立在良好的过程价值基础上。

综上所述，公共价值、群体偏好和过程价值之间存在着密切的关系。政策制定者在设计和实施农村义务教育学生营养改善计划时，需要综合考虑不同群体的偏好和期望，同时确保政策实施过程的公正、透明和有效，以最大程度地实现公共价值。

二、广西百色市农村义务教育学生营养改善计划政策实施的"组织能力"成效

（一）规划设计

营养改善计划的规划和设计需要综合考虑当地农村学校的实际情况、学生的营养需求、政府的政策导向等多方面因素。良好的规划和设计能力可以确保营养改善计划的有效性和可持续性。

首先，调研和需求分析是至关重要的步骤。通过对当地农村学校的实际情况、学生的营养需求以及家庭经济状况进行深入调查，可以更准确地把握实际需求，并为后续的规划提供可靠的数据支持。

其次，制定明确的目标和指标是规划设计的基础。明确的目标能够指导后续的行动，而量化的指标则有助于对营养改善计划效果进行评估。

再次，制定方案和策略是规划设计的核心内容。根据调研结果和政府政策导向，确定具体的食物种类、配餐标准、采购和加工流程等，并考虑与当地农户合作，促进本地食材的使用。此外，建立有效的监督和评估机制也是必不可少的。通过建立监测指标、定期评估调研和建立反馈机制，可以及时发现问题并进行调整，确保营养改善计划的有效实施。

最后，综合考虑对规划设计至关重要的可持续发展因素。需要考虑营养改善计划的长期影响、资源的可持续利用以及社会和环境的可持续性，以确保营养改

善计划的长期效益和可持续性。

综上所述,农村义务教育学生营养改善计划的规划和设计阶段需要综合考虑各方面因素,以确保其顺利实施和取得良好效果。

(二)组织和管理

在农村义务教育学生营养改善计划的实施中,学校的组织能力在提供更加安全的饮食环境方面起到了至关重要的作用。这一成果的取得归功于学校在以下方面展现出的优秀组织能力:

首先,学校普遍拥有完备的食堂和厨房基础设施,确保了食品安全和卫生标准的达标。尽管部分学校的设施面积可能未达到国家标准,但基础设施配置已基本符合要求,包括正式的厨房和食堂,并具备餐饮服务许可证。这为学生提供了安全、卫生的就餐环境,为他们的健康提供了可靠保障。

其次,学校建立和完善了多项食堂管理制度,涵盖了从业人员卫生管理、原料采购管理、食品加工用具及餐具洗消操作管理等方面。这些制度的建立和完善提升了整体的食堂管理水平,确保了食品全程卫生安全,为学生提供了优质的饮食服务。

学校的食堂管理制度,不仅包括卫生和质量管理,还涵盖了诸如学校负责人陪餐制度等人性化规定。这些制度的建立有助于学校管理人员更全面、细致地关注师生的需求,进而提高整体服务水平,提高学生的满意度。

第四节 广西百色市农村义务教育学生营养改善计划政策实施存在的问题

一、广西百色市农村义务教育学生营养改善计划政策实施的"公共价值"问题

(一)政策与配套政策知晓度不高,降低政策主体价值体现

一项政策的实施效果如何,与实施者对此项政策的了解程度有关,"政策执行者如果对某项政策理解不透,把握不准其精神实质,就导致政策在传达、宣

传、执行中失真、失当、失误"。学校是营养改善计划政策执行的最终端，学校领导和教师是营养改善政策的执行者，他们是否支持营养改善计划政策，有赖于他们对这一政策相关内容的了解。此外，营养改善计划政策的受益者是学生，学生家长的支持将会形成一股莫大的力量推动政策的执行。但是，调研结果发现，仍有相当部分教师、家长不了解营养改善计划政策内容的细节。根据问卷调查的数据来看，教师对营养改善计划的具体内容的了解程度持"一般""不是很清楚"和"完全不清楚"的占比分别为 15.71%、7.14% 和 2.86%（图 6-5-1），总占比为25.71%。这意味着每四个教师便有一位教师不了解营养改善计划政策的具体内容。此外，"非常了解"营养改善计划政策的家长仅有 16.67%，仍有 33.33% 的家长不了解（图 6-5-2）。这说明营养改善计划政策的宣传在教师和家长中还不是很到位，导致教师和家长对这一政策相关内容的了解不足，不利于这一政策取得理想的政策效果。

选项	小计	比例
非常清楚	18	25.71%
清楚	34	48.58%
一般	11	15.71%
不是很清楚	5	7.14%
完全不清楚	2	2.86%

图 6-5-1　教师对营养改善计划的具体内容的了解程度

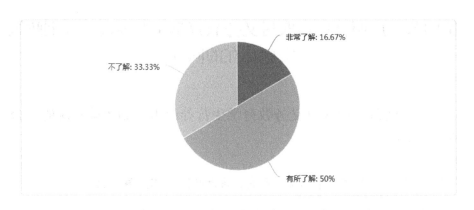

图 6-5-2　家长对营养改善计划的了解程度

（二）教师积极性低，削弱政策客观与过程价值体现

根据问卷调查的数据来看，认为参加营养餐工作增加了工作负担的教师占比高达 45.71%（图 6-5-3）。仍有 31.43% 的教师认为营养改善计划虽能改善学生的营养状况，但其实效果并不明显（图 6-5-4）。政策理念是政策的精髓所在，可以体现一项政策所要达到的理想目标、遵循的行动原则、实行的工作方式、采取的一般步骤等。营养改善计划在政策理念上，是为了改善农村学生的营养状况、提高农村学生的体质、促进义务教育均衡发展和教育公平、实现农村学生整体素质的提升，关系到整个农村未来的人口素质。但是，营养改善计划的政策理念在教师中的认同度并不高。

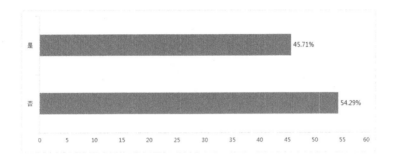

图 6-5-3　教师参加营养餐工作是否增加了教师的工作负担

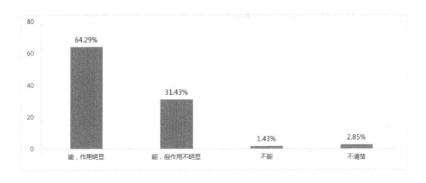

图 6-5-4　执行营养改善计划对学生的营养状况是否有改善

农村义务教育学生营养改善计划政策的实施依赖于具体的执行者。在实际的调查过程中，大部分教师对该政策持有积极的态度（图 6-5-5）。依据调查数据，30% 的教师认为自从实施营养改善计划后每日的工作量增加了 10%，36% 的教师

认为自从实施营养改善计划后每日工作总量增加了10%—20%，13%的教师认为自从实施营养改善计划后每日工作总量增加了25%—30%，18%的教师认为自从实施营养改善计划后每日工作总量增加了35%以上。综合来看，有三分之一的教师认为增加的工作量较大，并且在实际中，营养改善计划实施的主要工作由学校总务长负责，其在完成自身教学任务的同时，还需要完成每日出入库记账、每日例行检查或配合上级管理部门进行了突击检查、每日餐品留样等工作，部分学校总务长反映，自身每日的实际工作量增加了多达一倍，同时自身待遇没有相应变化。

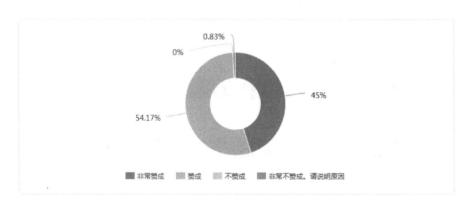

图6-5-5　教师对国家实施营养改善计划的态度

二、广西百色市农村义务教育学生营养改善计划政策实施的"组织能力"问题

（一）政策在执行过程中形式过于单一，导致资源浪费

营养餐发放的形式是各个乡镇中心学校分片负责的模式，又考虑到当地经济状况的约束，可选择的课间餐供应企业比较少，并且对全区营养餐供应链条采用统一管理的方式，从而导致了送到学生手上的营养餐品种始终是牛奶、面包、饼干。单一统一的采购形式导致了食品品种的单调，口味的单一使学生感到厌倦，容易产生浪费现象。另外，政策在执行的过程中过于僵化。具体体现在：不管学生吃与否，每个学生都会在规定的时间内得到一份课间营养餐，并要求在规定的时间内食用，吃不完的营养餐也不得带走。这样就导致了学生打开食品包装却不

吃的现象，造成了大量营养餐的浪费，这是由于过去死板的发放制度决定的。

（二）补助款发放和使用不规范，政策目标达成度不高

补助款发放和使用不规范。在很多县级财政局，存在着接到省财政厅的营养补助金后，拨款给教育局的时间滞后的情况。这种拖延可能与受到各种原因的制约有关，但直接影响了学校和学生能够顺利享受到政策所带来的益处。这种情况的发生不管是何种原因，最终会导致学校因资金不到位，营养改善计划面临"无米下锅"的困难局面。补助款发放和使用的不规范是影响农村义务教育学生营养改善计划实施的重要问题。

首先，资金滞后导致政策执行困难。由于补助款发放时间滞后，学校在学年开始时可能面临资金不足的困境。这意味着学校在政策开始实施的初期，可能无法及时购置所需的食材和设备，无法按照政策提供学生所需的餐食和营养支持。其次，资金滞后导致学校面临"无米下锅"的局面。学校没有足够的经费购置所需食材，就无法按照政策提供给学生正常的饮食服务。这不仅会影响学生的生活品质，也迫使学校采取紧急应对措施，可能牺牲政策实施的质量和全面性。例如，由于财政拨款不及时，学校不得不采取临时性的食材采购方式，导致政策中所要求的食品多样性无法保证。最后，资金滞后对学生身体健康存在潜在影响。资金滞后可能导致学生在关键时期缺乏必要的营养支持，进而对他们的身体健康产生潜在的负面影响。

（三）营养餐与营养知识结合不足，政策独特性降低

农村义务教育学生营养改善计划的实施目的在于改善学生的营养状况，促进学生的身体发育。在实际的政策实施过程中，尽管每日营养餐照常发放，并且学生们对于不同的食物所包含的营养成分有着基本的认识，但学生的营养知识有限。首先，学校虽发放营养餐，但没有进行有关的营养课程培训。认为非常有必要和有必要开设学生营养健康课程的教师占比达到了总数的93%，认为非常有必要和有必要对学生进行营养教育的教师占比达到了总数的95%，因而开设与营养课程有关的培训十分有必要。其次，学生们存在不良的饮食习惯。有62%的学生每天都吃零食，学校的教师也表示每周开始的时候会存在营养餐浪费的情况，因为学生用自己的零花钱买零食吃饱了，不过一周的后几天随着零花钱用完，营养餐浪

费的情况就消失了。最后，农村地区家长在营养知识方面相对欠缺，学校开设的营养课程的受众不应仅限于学生群体，还应包括家长群体。虽然学校正在实施营养改善计划，但大多数学校的营养餐仅负责学生一日三餐中的午餐，学生的早餐与晚餐的营养搭配也十分重要。根据调查数据，仅有一半的家长会在烹饪时注意营养搭配，56%的家长反映自己孩子在家的饮食不规律，40%的家长反映自己的孩子并不是天天都吃早餐，此外有98%的家长愿意了解更多的营养知识，以便自己能为自己的孩子准备营养均衡的食物。

三、广西百色市农村义务教育学生营养改善计划政策实施的"公众支持"问题

（一）家长对营养改善计划政策缺乏了解

有效的管理必须建立在有效的监督基础之上，但调查发现，监督效果并不理想。虽然政策明文规定要发挥日常监督、人大监督、社会监督的作用，但从现实情况看，问题依然存在。一般的民众很难去监督学校的统一采购。学生家长是营养改善计划政策的直接受益者，如果有他们的监督，让他们来指出营养改善计划政策执行过程中的问题，效果可能会有所改善。从调查情况来看，学生家长对营养改善计划政策缺乏深入的了解，没有将该计划与营养午餐等同起来。有学生家长通过电视、报纸等媒体获悉相关信息，知道每天有3元的政府补贴，但对其认识方式存在偏差，不少家长甚至希望将每日3元的补贴直接发放给他们，以补贴家用。

另外，学校邀请学生家长参观、监督等方面做得还较差，家长很难发现存在的问题。问卷调查结果显示，有33.33%的家长反映不了解学生营养改善计划政策，11.67%的家长反映从未得到学校任何宣传，34.17%的家长反映学校很少征求他们的建议，甚至有10.83%的家长反映学校从未征求过他们的建议。共有62.5%的家长反映学校很少甚至从没有让他们参观和监督学校的营养餐实施过程。本次调查中，85.83%的家长的职业是农民，80%的家长的学历集中在初中和小学。

（二）财力支持不充分，政策辐射范围受限

在实际的走访过程中，笔者发现，不同的学校自身建设和所在地不同，营养改善计划政策具体的实施情况也不同。本研究中走访的都是县级及以下学校，从

访谈结果来看，越靠近经济发达地区，学校的资金越充裕，而经济不发达地区的学校，资金十分紧缺。走访的 14 所学校中，资金情况最好的学校，营养改善计划政策的专项资金仅是学生几项补贴中的一项，且该校与营养改善计划政策有关的硬件设施也是所有学校中最好的；相反，14 所学校中条件相对较差的几所学校，尤其是位于经济落后地区的小学，资金十分紧张，一方面，营养改善计划政策的资金既要保障学生的正常饮食，还需支付食堂工作者的每月酬劳；另一方面，学校有关的硬件设施相对简陋，专款资金全部用于保障学生每日的饮食，没有多余资金用于改善学校的就餐环境等，部分学校采取错峰吃饭的办法解决食堂太小问题。此外，学校资金的紧缺导致学校购买食材的过程中只能首先保证完成每日供餐任务，无法充分考虑学生营养摄入是否合理的问题，导致学生营养改善计划政策的实际实施效果打折扣。同时，学生营养改善计划政策的相关资金是按照学校人数发放，资金紧张的学校既无法申请到更多资金，也无法获得当地政府的其他补助，使得偏远地区学校即使有心改善学生用餐条件，也没有办法落实。

曾有营养餐工作者提到过，"营养餐工作是一项顶着荣誉花环的棘手难题"。因为，无论是谁来做这件事，都要求真正的"物美价廉"，然而，随着我国物价的不断上升，每个学生每人每天 3 元钱的补助给农村地区义务教育学校带来了不小的压力，尤其是中学。如二菜一汤，价格在 3 元左右，由政府出资，剩余部分由家长承担，但某些家长不愿承担太多，宁可让孩子在家吃饭或不吃早餐，也不愿配合让孩子在校吃饭。此外，有教师反映，县财政局在收到省财政厅的营养补助款后，1—2 个月才拨款给县教育局。无论是客观原因还是行政效率低下的问题，该情况都会造成学校资金不到位，无米下锅，营养改善计划延续性得不到保证，影响计划实施结果，同时也不利于政府公信力塑造。

（三）人员配备不合理，"公众支持"能力削弱

所调查的学校虽然实施了营养餐政策，但没有增加额外的人员，国家规定每个学生每天 3 元钱的补贴只能用于食物，并不包含由于实施营养餐政策过程中的额外费用，例如：水电费、维修费、员工工资等。因此，负责营养餐工作的人员只能是教师，教师作为教育教学的专业人员，并不熟悉财务会计、食物采购和食物安全检测等工作，这一系列人员配备的不合理直接导致很多问题的出现。首先，学校缺乏财务人员。受学校地理环境、编制等因素的影响，农村义务教育学校财务人员（报账员）均为授课教师，并非有财务学科背景，未得到过全面、系统的财务业务和会计核算培训，没有取得财务人员从业资格相关证书，财务核算和管理能力还不能满足进行营养改善计划专项资金核算管理的要求，存在资金安全风险。其次，百色市民族地区义务教育大部分学校没有解决好食堂从业人员的配备问题。教师尤其是班主任负责营养餐的采购、结算等工作的现象仍然存在，并且有部分学校没有将食堂从业人员工资纳入县级财政预算，学校食堂从业人员由学校自筹资金解决或由教师兼任炊事员给学生做饭，增加了教师尤其是班主任的工作量。最后，在访谈中了解到，大部分中小学的营养餐工作是由老师之间相互轮换负责的，实行"轮值制"，这一制度保证了营养餐政策的实施，但并不是一个长久之计。由于有一部分年纪大的农村教师难以掌握计算机食物采购的流程和程序、做台账、结算、报账等工作，只能安排年轻的教师负责，时间一长，部分年轻教师由于格外工作过多难免产生职业倦怠问题，这都是由于人员配备不合理造成的。

营养改善计划的实施需要相关工作和管理人员的保障，包括食堂管理人员、监督人员等。因此，必须保证相关工作人员的数量和质量。14所学校均有营养改善计划负责人，但多数为学校总务长兼职管理营养餐的各项工作，相关负责人员还为代课教师，专职专业负责人较少，工作量较大，导致管理人员对营养餐工作的积极性不高，压力较大。

另外，一项政策要得到有效的实施，就必须要有健全的监督机制。在我们调研的学校中，营养餐的监督工作一般由学校领导和陪餐老师（班主任）共同完成，班主任必须每天负责监督。在实地调研中，尽管各学校都有完好的学生营养餐签名档案和学生营养餐陪餐记录档案，但学校就营养餐实施相关情况向学生经常征询意见和建议的情况较少，此现象说明营养餐监管工作是浮在表面而没有落到实处的。学校领导和教师是营养改善计划的直接执行者，而教师教学压力较重，却还要承担营养餐工作，压力比较大。另外，营养餐工作并没有额外的补助，这对教师的挑战也比较大，对教师从事营养餐工作的积极性和主动性也有一定的影响，导致在一定程度上陪餐和监督作用流于形式。

（四）学校食堂建设和管理不完善

首先，食堂建设不完善。部分学校的食堂面积不足，食堂就餐拥挤，在对家长的访谈中，有的家长明确表示食堂建设安排不合理，学生打饭进出都从一个地方经过，打饭时过于拥挤，学生用餐时间长，导致学生不愿意去食堂就餐。其中调研的一所学校，一张普通的小桌子上，有六七个人在吃饭，这样则很难保证学生的就餐质量。此外，有的学校食堂剩饭收纳桶、餐具回收处和洗涮池安放在一处，洗涮池附近地面积水，有些学校配备的消毒设施因某种原因不在使用状态等，这些情况都存在着一定的安全隐患。

其次，食堂工作人员专业性不足。据调研发现大部分食堂工作人员没有正式编制，工作人员队伍不稳定、素质不高，较多为外聘的临时工，人员流动性大。由于调查地区经济发展水平较为落后，青壮年外出打工较多，学校自己聘任的食堂工作人员素质偏低，对于卫生要求的认识水平较低，而且营养知识匮乏，不具备营养餐烹饪的专业技能。他们往往仅重视食品安全，认为荤素搭配就是营养餐，更不用说营养餐的多样性了，这也直接影响了营养餐的质量。另外，负责学校营养餐的老师需要经过专业培训，但在调研学校中，负责营养餐工作的老师表示学校没有专门的营养指导人员，虽然会有营养餐工作的培训，但也只是流于形式，相关人员的专业性得不到保证。

第五节　民族地区农村义务教育学生营养改善计划政策实施的影响因素分析

"三圈理论"适用于公共政策及项目计划的分析论证。"三圈理论"由哈佛大学教授马克·莫尔于1995年首次提出，广泛应用于公共政策的分析。本研究以"三圈理论"为理论基础，围绕价值、能力、支持三要素，针对民族地区农村义务教育学生营养改善计划政策，分析政策文本的合理性、科学性、优劣程度等，调查政策实施现状，探究政策实施的影响因素，提出相应的优化策略，使营养改善计划相关政策的价值目标得以实现、能力资源得以扩大并获得人民群众的广泛支持，从而促进农村地区学生的健康成长，保障农村地区义务教育的发展。营养改善计划的实施，使试点地区农村学生上学饿肚子、吃凉饭的现象基本消除，学生营养健康状况得到显著改善，身体素质得到明显提升，为他们的健康成长和全面发展奠定了坚实的基础，影响深远，成效显著，但仍然存在一些问题，本书试图运用"三圈理论"分析问题出现的原因。

一、民族地区农村义务教育学生营养改善计划政策实施的"公共价值"影响因素分析

（一）政策理念理解有偏差，造成政策主体价值削弱

营养改善计划政策执行主体包括地方教育行政部门、学校、教师、学生、家庭和社区等，他们在落实学生营养改善工作上各自发挥着不同的作用。20世纪90年代以来逐渐兴起了意义建构视角的政策执行研究，强调政策执行者并非被动地执行，而是基于自己的原有认知、具体的政策情境等对政策做出意义赋予，从而选择相应的行为来确保政策在实践中落实。

其一，地方政府官员、学校教职工、家长和学生中都有相当比例的人将营养改善计划理解为解决饥饿的免费餐。有研究表明，超过一半的家长不了解国家实施营养改善计划的目的。其中，50.39%的家长认为国家实施营养改善计划的目的是减轻家庭负担，1.90%的家长明确表示不知道营养改善计划的目的，只有47.72%的家长了解营养改善计划的目的：在家庭出资的基础上，国家给予补助让孩子吃得更有营养。受益学生中有56.45%的人不了解国家实施营养改善计划的目的。[1] 其二，各类媒体也存在认识误区，宣传中喜欢强调"免费"，导致基层营养办和学校不敢向家庭收取费用。在这种宣传氛围下，社会和家庭也逐渐进入孩子吃饭是政府和学校的责任的认识误区，要求将政府补助扩大到学前和高中阶段的声音不断。与国家经济实力不匹配的过度福利，将导致国家发展不堪负荷，最终损害全社会的福利水平。由于认识不到位，营养改善计划实施过程中出现了挤出效应，造成政策主体价值削弱。

---

[1] 任春荣，余蓉蓉，张文静，等．农村义务教育学生营养改善计划试点实施状况调查研究［J］．基础教育，2019，16（2）：18-28.

（二）政策执行队伍不稳定，致政策客体与过程价值流失

国家重视推行营养改善计划，不仅是出于对农村义务教育孩子营养问题的考虑，更重要的也是一种人力资本投入，是发展我国教育事业的一项重大保障措施。其一，受学校地理环境、编制等因素的影响，农村义务教育学校财务人员（报账员）均为授课教师。学校供餐后，教师要组织学生用餐，用餐后学生留在校园，教师负有监护责任，个别人数较少的农村学校，教师要轮流为学生做饭，一定程度上增加了教师的工作量。乡镇学校工作和生活条件比较艰苦，岗位吸引力较差，尤其副科教师缺口大，教师难招难留问题比较突出，教师参与供餐的积极性不高，迫于工作压力，部分教师选择辞职或申请调去其他学校，流动性较大。其二，在营养改善计划政策实施中，由于工作人员岗位变动频繁，就会存在刚熟悉完工作内容，就被换到其他岗位上的现象。对于营养改善计划政策执行这项工作本身来说，人员变动频繁，工作连接就容易出现纰漏。很多营养改善计划政策早期执行的工作资料在进行多次工作交接后，发生了丢失、损坏等问题。同时，工作人员若不了解政策的前后过程，也无法为政策下一步更好地执行提供科学合理的意见，不利于政策执行工作的开展。

二、民族地区农村义务教育学生营养改善计划政策实施的"组织能力"影响因素分析

一个充满魅力的、符合当期公共价值的政策想要平稳落地并且达到预期效果离不开"能力"这一因素。我国农村义务教育学生营养改善计划政策实施以来，在"组织能力"方面主要存在三大问题：一是政策在执行的过程中形式内容过于单一，流于形式；二是补助款发放和使用不规范；三是营养餐与营养知识的结合不足。究其原因，一是政策执行主体的主观能动性不强，造成政策执行有效度削弱；二是管理机制不健全，造成政策执行达成度降低；三是内部认知较狭隘，造成政策执行独特性不高。营养改善计划覆盖面广、涉及环节多，从最困难的地区起步，基础条件比较差，地方管理能力比较弱，没有先例可循。

（一）政策执行主体的主观能动性不强，造成政策执行有效度削弱

美国政策学者艾利森强调了政策执行的重要性，"在实现政策目标的过程中，

方案确定的功能只占到 10%，而其余的 90% 取决于有效的执行"[①]。然而，在当前复杂的教育改革环境中，没有一项政策能够在任何时间、任何地点均得到成功的执行。教育政策的执行过程是一个涉及政策目标、方案、执行结构和人员、外部环境等众多要素的复杂过程，由于许多教育政策涉及学校、教师和学生的教育教学活动，需要充分发挥学校、教师和学生的主观能动性，结合学校文化和师生特点，细化分析各要素及其相互关系，以达到预期的政策效果。

不管何种工作，都是在创新的过程中不断发现问题，不断改变再试行，才逐步完善的，营养餐工作亦同理。在为学生提供餐食的过程中，如果用心去工作，就不难发现工作中存在的问题和学生对营养餐的需求。但一线工作人员的思想意识方面的原因，限制了其在工作中自主想办法做好工作的想法，同时也影响了其发现问题、反馈问题的积极性。比如，一种蔬菜有好几种营养流失较少的做法，但工作人员为了省事，则会选择一种惯用的做法等。

（二）管理机制不健全，造成政策执行达成度降低

第一，管理工作不到位。营养改善计划从实施至今，已取得一定成效，但该效果主要取决于管理运作水平和管理运作机制。但是食品安全事故、资金挪用等问题的出现将会对营养改善计划的实施效果产生负效应。同时，各受益学校与政府部门之间责任划分不明、工作链接度不高等问题也给营养改善计划的实施带来了一定程度的影响。

营养管理工作包括安全管理、信息管理、资金管理等方面。关于安全管理，政策文件中提到，严格食品管理，确保食品安全。市、县（市、区）人民政府要把食品安全工作摆在首要位置，建立健全岗位责任制和责任追究制。由于乡村学校人数较少，食堂管理就由一人负责，工作分工不明确，就导致食品管理环节不规范，将会带来食品安全等隐患。

信息管理和资金管理是营养改善计划中的重要一环。信息公开、资金透明，能够保障家长、社会的知情权。在调研过程中发现，试点农村学校对于信息公开这一部分给予了较高重视，学校采取的信息公开方式也逐渐多样化，在询问到家长如何了解孩子的食用情况时，家长普遍反映学校是通过家长会、微信群聊、食

[①] 兰秉洁，刁田丁. 政策学 [M]. 北京：中国统计出版社，1994：22.

谱公开、食品采购清单公开等方式。资金公开、食谱公开、采购清单公开、就餐人数公开成为学校的重要日常工作。

第二，监管机制不健全。健全的监督机制是一项政策得到有效实施的内在要求。政策在执行的过程中容易流于形式的主要原因在于缺乏监督。政策文件中提到，学生营养改善工作是各级人民政府的责任，教育、财政、卫生、食品药品监管等各部门要各司其职、各负其责，形成齐抓共管的工作机制。学生营养改善工作是一项复杂且覆盖面较广的工作，由于各个部门缺乏互动，参与度不够，教育部门包揽全局，造成监管工作缺位，监管机制不规范。^① 当前，许多试点学校缺乏监管机制，一人负责全局。监管工作的缺位将会带来专项资金的使用不规范、学校管理人员工作态度散漫、工作方式消极等不良影响。由于营养改善计划的食品采购链条长、环节多，县级食品安全监管人员有限，因此难免出现监管不到位的情况。

（三）内部认知较狭隘，政策执行独特性不高

中小学阶段是学生形成饮食习惯及消费观念的关键时段，此阶段的食育显得尤为重要。"食育"主要是指传授营养健康知识、培养良好的饮食习惯以及弘扬我国传统饮食文化的精髓。然而，部分学校忽视"食育"，因为种种原因在营养餐上只停留在完成任务阶段，即每天做到为学生提供营养餐，对于食物的营养价值、营养搭配、菜品种类等的关注度低，有些学校表示由于经费压力，能把营养餐实施起来已经是克服很多困难后的结果了，故无暇顾及这些因素。

三、民族地区农村义务教育学生营养改善计划政策实施的"公众支持"影响因素分析

农村义务教育学生营养改善计划的落实是一项长期、复杂的项目，是提高义务教育阶段学生健康水平、实现教育公平的民生工程，也是促进乡村振兴的重要举措，从试点工作转为常规工作，更有利于促进营养改善计划健康发展。这需要在多主体的共同努力和支持下才能取得较好的成效。

---

① 张晓莉，胡少明 . 农村义务教育阶段"营养改善计划"的实施困境与对策 [J]. 创新创业理论研究与实践，2018，1（16）：62-64.

（一）家长认识不足，参与度低，缺少家长的行动支持

营养改善计划的有效实施离不开直接受益者家长的监督。学生家长具有监督的义务，学校也应当制订相应的反馈机制，定期邀请学生家长对营养改善计划的实施进行监督指导。但从实际情况来看，家长对学校营养改善计划的参与度不高。虽然各校有部分家长参与了营养改善计划的监督工作，但是参与的家长数量太少，很难发现政策实施中存在的问题。除此之外，相关部门的定期检查和监督大多浮于表面，书面材料很多，但是实质性的东西没有落实到位，导致学校反馈的问题很难得到有效解决。政策实施至今，部分学生家长对营养改善计划政策仍然缺乏了解，家长虽通过电视、报纸等媒体获悉了部分相关信息，但对于营养改善计划政策具体的实施途径、方式等的认识存在偏差。此外，尽管部分家长对营养餐的重视程度较高，但是家长对营养餐工作的各个环节并不了解，对营养知识更是不熟悉。值得注意的是，2011 年实施营养改善计划之初，我国就相应推出了学生电子营养师软件，利用现代化信息手段来保证营养改善计划的顺利实施，但实际上，学生家长并没有很好地利用学生电子营养师软件，使用率也非常低，甚至有的家长根本不知道有这一软件。

（二）民族地区学校资金吃紧，资金支持有待加强

中央投入的食堂建设专项资金是按照各地上报的食堂建设规划进行资金测算的，食堂规划中的很多项目建设单价偏低，资金拨付到位后，按照规划的建设面积进行项目建设就会出现资金缺口。部分试点地区没有将运转经费纳入财政预算保障，不能按照标准配备工勤人员，临聘人员流动性大。营养改善计划实施过程中，缺乏专职负责人员、专职营养师，相关工作人员的数量不足，且有些学校食堂工作人员的工资都是由自身承担，无专项经费支持，等等，这些问题归根结底是因为经费不足。2014 年 11 月，国家将 699 个国家试点县农村义务教育学生营养膳食补助标准从每生每天 3 元提高到 4 元（全年按在校时间 200 天计算），寄宿生加上"一补"后达到每天 8—9 元。但在物价呈上升趋势的时代，加上学生正在长身体时期，不仅吃得多，还要求营养均衡，目前的补助标准依然不能完全满足现如今学生的饮食需求。因此，民族地区学校资金吃紧，资金支持有待加强。

（三）教师工作负担加重，支持态度浮于表面

从政策实施以来，《国务院办公厅关于实施农村义务教育学生营养改善计划的意见》一直是一个指导性文件，该文本只明确了营养改善计划的总体目标、原则和内容，但没有明确说明具体细则，导致教师工作负担加重，对政策的支持态度浮于表面。首先，大多数农村试点学校的营养改善工作是由学校教师负责，虽然学校会对教师进行营养餐工作的培训，但培训大多流于形式，教师配餐的专业性得不到保证。其次，部分中学负责实施营养改善计划的工作人员是从在编教师中抽调的，而小学由于师资紧张，只能让教师身兼数职，导致教师需要耗费大量的时间和精力，因此，一些学校领导和教师对于设置专门从事营养改善计划工作的人员的呼声很高。最后，教师的本职工作是教书育人，教师平时除了完成备课、上课、批改作业等本职工作之外，还被要求组织学生的营养餐工作，个别人数较少的农村学校，教师要轮流为学生做饭，显然不合常理。人的精力都是有限的，教师队伍不是一支专业的管理人员队伍，在对待营养工作方面只能逐步探索，这在一定程度上影响了营养餐的实施效果。在有限的精力下，需要完成超出自己本职工作的任务，在工资或其他福利待遇上却没有明显的增长，最终导致部分教师对政策的执行有心无力，对政策的支持浮于表面。

（四）供餐条件参差不齐，硬件设施水平待提升

食堂建设属于学校的基础设施建设，工作能否做好的关键问题之一就是资金能否到位。虽然中央政府为了保证营养改善计划的实施投入了不少的食堂建设资金，但是与实际需求相比，还是远远不够。其一，部分学校的食堂面积不足，食堂就餐拥挤。虽然各校都建有食堂，但是部分学校的食堂面积不符合相关面积标准，个别地处偏远山区的农村学校和教学点由于食堂面积不足，只能让学生在教室就餐。食堂面积不足以及食堂出入口安排不合理等因素造成学生打饭和用餐时间过长，进而影响了学生的食堂就餐效果。其二，部分学校的餐具等设施不能达到相关标准和要求。如学生自带餐具、洗涮池附近地面积水、餐具消毒设施不完善等，存在一定的安全隐患。其三，食堂内部结构安排不合理，如洗涮池、餐具回收处和饭菜回收桶放在一处，出入口安排不合理，等等。总的来说，民族地区农村义务教育学校的供餐条件参差不齐，食堂硬件设施水平待提升。

第七章　国内外农村义务教育学生营养改善计划政策实施的经验借鉴

近年来，各级政府和相关研究人员，对义务教育学生资助政策体系特别是营养改善计划这一项重要承载体都十分关注，涌现出不少相关研究成果。提供更为科学合理的营养膳食，以促进青少年身心健康成长也成了社会的共识。关于青少年营养健康的研究，西方国家起步早，步伐快，许多国家早在 20 世纪末就形成了相对成熟的体制体系。国内在吸收借鉴西方国家经验的同时也做出了不少尝试。

第一节　国内成功案例的深度剖析

一、案例一：一查两会促整改，严把三关保安全——临泉县

（一）实行一查两会制度，促进学校、企业规范管理

一查两会是指县营养办每学期对各个学校的营养餐工作至少进行一次检查，并召开供餐企业约谈会和营养餐工作推进会。通过一查两会制度，在实施营养改善计划过程中及时发现问题，并提出整改意见，不断完善管理制度。一查两会制度具有信息反馈的及时性和检查的严肃性，对临泉县营养改善计划的实施具有重要作用。

（二）严把三关，确保食品和资金安全

三关是指企业准入关、质量监督关、资金安全关。

1. 严把企业准入关

一是严格企业准入门槛。二是所有供餐企业必须通过公开招标才能进入。三是对中标候选的企业进行实地考察，发现与投标文件不相符的企业取消中标资格

后，再依次递补。四是监察机关和大众媒体必须全程监督招标过程。

2. 严把质量监督关

一是企业每一次配送的产品都必须附有企业自检报告。二是对出现质量问题的企业进行处罚，此外，不能参与以后营养餐食品的招标和投标工作。三是营养办和质检部门每周必须对供餐材料和食品进行质量检验并留样。四是对各个学校食品工作人员开展食品安全知识培训，疑似学校营养餐食物有质量问题时，需要立即进行处置，并向县营养餐办公室报告。

3. 严把资金安全关

一是确保企业配送数、学校接收数和享受营养餐学生人数三者相一致。二是多部门审核拨付的资金。每次资金结算，都必须经过学校、营养办、教育部门、财政部门、分管副县长的审核后才能进行拨付。三是在考核时，单位上报数据不准确要对该单位进行扣分，造成负面影响的要给相关责任人纪律处分。

综上所述，临泉县在营养改善计划实施中展现出了较强的组织能力，通过一查两会制度和严把三关，有效地保障了学生的饮食安全和营养餐计划的顺利实施。这一举措为其他地区在实施类似计划时提供了宝贵的经验借鉴。

二、案例二：五长负责制——金寨县

在实施营养改善计划的过程中，金寨县实行县长、局长、乡镇长、村长、校长五长负责制。

（一）建立责任制度

县政府负责安排资金，制定工作方案和实施计划，改善就餐条件并制定相关管理制度，指导和监督乡镇、学校实施该项计划。金寨县营养改善计划的日常管理工作由县教育局局长负责，县教育局局长身兼两职，同时兼任营养办主任。各乡镇长、村长管理所在学校，校长是第一负责人。五长分工明确，各司其职，各负其责，共同构成了完整的营养改善计划工作体系。

（二）实行责任追究制

金寨县负责资金和食品安全的第一责任人是"五长"，这是因为金寨县实行"一把手"负责制。实行责任追究制，有助于强化责任意识。

（三）实行零报告制度

金寨县对资金和食品安全实行零报告制度，各个阶段在不同情况下实行不同的报告制度。县、乡、村在正常情况下实行月报告制，教育局、学校实行周报告制，在特殊情况下可以实行即时报告制度。

综上所述，金寨县在营养改善计划的实施中充分发挥了五长负责制的优势，通过建立责任制度、实行责任追究制和零报告制度，有效地保障了营养改善计划的顺利进行，为其他地区在类似计划的实施中提供了有益的借鉴和参考。

三、案例三：让惠民政策落到实处——岳西县

（一）科学选配品种，提供等值优质的营养食品

岳西县实施企业供餐，为了防止学生厌食，不断地改进供应品种。岳西县坚持听取营养专家的意见，除了提供蛋、奶之外，还选配水果和面包，保证学生能够摄入充足的能量。

（二）严格管理，保证资金使用安全

岳西县通过强化制度建设，不断完善规章制度。在实施营养改善计划的过程中，层层落实责任，相互监管，各部门分工明确，保障食品和资金的安全。营养改善计划领导小组经常定期或是不定期地检查供餐企业，发现问题，及时解决。

（三）多种措施并行，确保食品顺利配送到校

岳西县人口少，学生少，但是学校多，分布较广，交通不便利，学生居住分散，离学校较远。大多数学校属于山区学校，在气候恶劣的情况下，食品配送就会遇到很大的困难。县营养改善计划领导小组要求供餐企业克服重重困难，科学、合理地安排配送车辆和配送时间，确保所有的学生在合理的供餐时间都能吃上营养丰富的食品。

综上所述，岳西县在学生营养改善计划的实施中，通过科学选配品种、严格管理和多种措施并行等方式，充分发挥了优势，有效保障了计划的顺利进行，为学生提供了安全、营养丰富的饮食环境。

四、案例四：青海省平安县农村义务教育学生营养改善计划政策的实施

（一）基本情况

青海省平安县（现为青海省海东市平安区）共有义务教育阶段学校45所，其中初级中学1所，九年一贯制学校8所，小学36所（含教学点）。在校学生13563名，其中初中生4619名，小学生8944名。

作为青海省农村义务教育学生营养改善计划地方试点县，2012年年底，县政协组织部分委员就该县农村义务教育学生营养改善计划实施情况进行了调研。调研情况报告如下：实施营养改善计划的学校44所，享受营养补助的学生6610名，占在校学生总数的48.74%。其中初中生1202名，占初中生总数的26.02%，小学生5408名，占小学生总数的60.47%。

（二）主要做法及成效

平安县农村义务教育学生营养改善计划实施以加强领导、强化宣传、健全制度、规范管理为重点，科学制定营养食谱，合理选择供餐模式，努力改善学生食堂设施，不断提高学校后勤保障水平，使这一民心工程得到了较好的实施，取得了明显的成效。

一是加强领导，确保职责任务落实到位。成立了平安县农村义务教育学生营养改善计划工作领导小组及其办公室，明确了领导小组各成员单位及办公室的职责任务，加强了对营养改善计划工作的组织领导和工作指导。各学校也成立了相应的工作机构，实行校长负责制。县政府与各成员单位、县教育局与各学校、学校与相关责任人均签订了目标责任书，层层落实了责任。

二是建立健全制度，确保营养改善计划顺利实施。制定印发了《平安县农村义务教育学生营养改善计划实施方案》《平安县农村义务教育学生营养改善计划管理办法》，建立健全了资金管理、食品安全、企业准入、绩效考核、责任追究等方面的工作制度，为营养改善计划的顺利实施提供了制度保障。

三是大力宣传，确保惠民政策深入人心。采取悬挂横幅、张贴宣传画、发放宣传单、召开家长会等多种方式，广泛开展营养改善计划这一惠民政策的宣传，

在全县初步营造了全民参与、共同推进的良好氛围。

四是认真调研，科学制定供餐方式。针对该县农村非寄宿制学校数量多且分布广、大多数学校暂时无学生食堂、炊事员编制短时间内难以解决、食品卫生监管难度大等实际，在供餐方式上实行了两种方式，即县第三中学、县职业技术学校特教班实行学校食堂供餐模式，其他学校实行企业配餐模式。

五是公开招标，严格配送企业准入制度。将全县学校的营养餐配送任务分为两个标段，以公开招标的方式确定供货商，并以中心学校为甲方、供货商为乙方、县营改办为监督方，签订了《营养食品供货协议书》，县营改办与供货商签订了《营养食品质量安全保证协议书》，全力保障供货质量和食品安全。

六是专人负责，严把营养食品验收关。各学校均设立了配餐室，安排专人负责营养食品的验收、保管、加工和发放工作。同时，建立和实行了索证索票、食品留样、台账管理制度和工作人员健康检查、持证上岗制度，严防食品安全事故发生。

七是统一核算，规范了资金的管理和使用。将学生营养膳食补助专项资金纳入国库管理，实行分账核算、集中支付的办法，做到不克扣、不截留、不挤占、不挪用，专款专用，有效保证了资金使用的安全、规范。

八是跟踪监测，建立学生健康档案。各学校在对每名学生身高、体重等健康状况进行监测的基础上，建立了学生健康档案，为营养改善计划的绩效评估工作提供了科学依据。同时，教育、工商、卫生、监察等部门加强了对各学校营养改善计划实施情况的监督检查。

五、经验总结

（一）优化营养食谱

实施农村义务教育学生营养改善计划，首要之务在于科学制定全面的营养食谱。为确保学生充分摄入各种必需营养成分，有关教育、卫生等部门应当强化对营养配餐的科学指导。在这一框架下，学校有必要倡导适度变换营养餐品种，以确保食谱的多样性与实际可行性相辅相成，从而实现整体的营养均衡。

为避免学生因个体差异而产生厌食现象，第二层面的策略是在食谱设计中实行交叉营养配餐。这意味着学校需根据学生的口味和食物偏好，巧妙替换不同的菜品，以提供更为多元的饮食选择。这样一来，不仅能够确保学生获得全面的营养，还能够在食物味道上满足他们的个性需求。

为提高食谱的透明度与加强社会监督，还需要学校每周公布食谱。这一措施有助于建立师生、家长对学校食物供应的信任，提高他们对学校饮食计划制订的参与度。通过广泛的监督，学校能够及时了解各方反馈，进而调整与优化食谱，确保其更符合实际需求，促使农村义务教育学生在充实的学习生活中获得更为全面的营养保障。

（二）强化安全监管

为提升农村义务教育学生营养改善计划的实施效果，首要任务是将食品安全放在首位，并建立健全确保食品安全的一系列工作制度。

首先，亟须深化对食品安全工作的组织领导，进一步制定并完善食品安全保障实施方案。此措施旨在强化对食品供应链各环节的监督，以确保所有措施能够得以切实执行。

其次，为全面提升食品安全水平，需要切实贯彻食品安全责任制度。覆盖生产、采购、贮存、加工、供应、食用等各环节的全程管理和全程监督将成为常态，以便及时发现并排除潜在的食品安全隐患，切实杜绝食品安全事故的发生。

最后，为强化食品安全保障，亟须完善并执行供餐准入制度和退出制度。学校食堂及供餐企业只有在获得餐饮服务许可证并通过相关部门审核后，方可为学生提供餐饮服务。对于不符合标准的食堂或企业，必须实施整改，否则将取消其供餐资格。通过审核和准入程序，有效阻止不合格食品进入学生餐桌，为农村学生提供高水平的食品安全保障。

（三）融合文化差异

在制定民族地区农村义务教育学生营养改善计划时，亟须深刻了解少数民族的文化和饮食习惯。因此，首要的任务是在制定营养改善计划框架时充分考虑这些文化因素。以此为基础，制定相应的措施以尊重并真实体现当地少数民族的独特饮食文化，确保所提供的餐饮服务能够贴近他们的口味偏好，从而提升营养改善计划的接受度与实际效果。

其次，为更深入地促进文化差异的融合，需要在制定营养改善计划的过程中注重建构文化桥梁。这意味着学校饮食管理团队需与当地少数民族代表深入沟通，了解他们的独特饮食传统和习惯。通过与当地居民建立紧密联系，学校能够更为精准地调整食谱，确保食物既符合学生的口味，又具备均衡的营养成分，最终实现营养改善计划的可持续性。

最后，为贯彻文化因素，学校需建立有效的文化意识培训机制。开展培训课程，可以使教育工作者了解并尊重多元文化，增强他们在制定和执行营养改善计划时的文化敏感性。在学校内部形成更加开放、包容的文化氛围，为少数民族农村学生提供更具文化包容性的饮食服务，确保营养改善计划取得最佳效果。

第二节　国外经验的对比与启示

一、营养政策的国际比较

在当代社会，教育和营养健康紧密相连，尤其是对义务教育阶段的学生而言。全球多个国家面临着提高学生营养水平的挑战，这直接关系到这些学生的学习效果、身体发育及其未来的发展潜力。

回顾历史，不同国家在营养改善计划的发展历程中呈现出独特的路径。例如，发达国家普遍经历了从最初的补充营养到与现代综合性营养教育和健康促进相结合的转变。在这些国家中，学校餐饮不仅仅是解决饥饿的手段，更成了提升教育质量和促进社会平等的重要工具。而在发展中国家，尽管面临资金和资源的限制，但许多国家通过创新策略和国际合作，也有效地改善了学生的营养状况。

（一）不同国家营养政策的历史与发展

在全球范围内，不同国家的营养政策反映了各自的历史背景、社会需求和文化特色。从早期的简单餐饮服务到现代的综合营养和健康促进计划，各国的营养政策展现出了丰富多样的发展轨迹。

英国的学校餐饮服务始于19世纪末，最初是作为贫困儿童的福利措施。随着时间的推移，这一政策逐渐发展为全面的学校营养计划，不仅为学生提供饮食服务，还包括营养教育和健康促进活动。在"二战"期间，由于食品短缺，英国政府对学校餐饮服务进行了进一步的规范和加强，确保学生能够获得必要的营养。①

日本的学校午餐计划起源于20世纪初，早期主要是为了解决贫困地区学生的营养不良问题。经过几十年的发展，日本的学校午餐不仅成了营养补充的手段，还成为培养学生关于健康饮食习惯的平台。日本的学校午餐计划强调食物的多样性、营养均衡以及传统文化的融入。

美国的营养政策则始于20世纪40年代的《国家学校午餐法案》，最初目的是利用农业过剩的食品来提高学生的营养水平。随后，这一政策不断扩展和深化，包括了更全面的营养指导和对低收入家庭学生的补助。

在分析这些不同国家的营养政策时，我们可以看到一些共同的主题：政策的逐步发展和完善，对儿童营养和健康的持续关注，以及在实施过程中对文化和社会经济背景的考量。每个国家的经验都为我们提供了关于如何有效实施营养政策的宝贵经验，这对于改进中国农村地区学生的营养状况尤为重要。

（二）政策管理与资金来源

不同国家的学校营养项目在这两方面展现出显著的差异，这些差异体现了各国的经济状况、政策优先级和教育系统的特点。

在发达国家，营养政策的资金主要来自政府预算。发达国家通常拥有更为完善和系统的政策管理结构，同时在资金来源上较为丰富和稳定。在这些国家中，相关营养计划常常得到政府的大力支持，资金主要来自国家预算和地方政府的教育资金，并通过法律、规章和指导方针来规范学校营养项目。例如，在美国，国家学校午餐计划得到联邦政府的大力支持，资金主要通过联邦补助和州政府的配套资金来保障。这种资金模式使得学校的餐饮服务能够覆盖广泛的学生群体，特别是低收入家庭的孩子。此外，私人赞助、慈善捐赠和公私合作模式也在一些国

---

① 全国学生营养办.农村义务教育学生营养改善计划工作简报 国外学生营养餐怎么做？（五）——英国的校餐制度 [DB/OL].（2013-10-25）[2024-2-9]. http://www.moe.gov.cn/jyb_xwfb/xw_zt/moe_357/s6211/s6329/s6466/201312/t20131219_160995.html.

家中发挥着重要作用。这些资金不仅用于购买食品和提供餐饮服务，还用于相关的教育和健康促进活动。

与此相反，一些发展中国家由于财政限制，无法完全依赖政府预算来支持营养政策，资金限制和管理能力不足常常是这些国家在实施营养政策时需要克服的主要障碍。在这些国家中，国际援助、非政府组织和私人部门的参与显得尤为重要。例如，在埃塞俄比亚，国际机构如联合国世界粮食计划署（WFP）和非政府组织在提供学校餐饮服务方面扮演了关键角色。

此外，一些国家在学校营养项目的管理上采取了更为分散的方式，如日本的学校午餐计划就大量依赖于地方政府和学校的自主管理。这种分散管理的模式有利于更好地适应地方的具体需求和饮食文化，但同时也需要强有力的中央政府进行了指导和监督，以保证服务质量。

（三）营养指导与食品安全

营养政策的有效实施不仅涉及营养的供应，还包括对营养指导和食品安全的关注。营养指导的目的是确保学生餐食的营养价值符合学生成长发育的需求。在营养指导方面，许多发达国家制定了详尽的营养指南，以确保学生能够获得均衡的饮食。例如，美国的学校餐饮服务遵循由美国农业部和卫生部制定的营养标准，这些标准规定了每餐应包含的蛋白质、碳水化合物、维生素和矿物质的比例。此外，许多学校还实施了营养教育项目，通过教学活动和实践体验来提高学生对健康饮食的认识。

食品安全是中小学生饮食的重要问题，食品安全不仅关乎食物的卫生处理，还涉及食物的采购、储存、处理和分发过程。俄罗斯陆续出台了《食品质量与安全法》等共计33项与学生餐有关的法律法规，要求学校餐饮服务必须严格遵守食品安全法规。食品加工及食堂工作人员的聘用必须符合国家劳动卫生方面的规定，必须按照要求定期进行体检。俄罗斯法律对于学校厨房的内部结构、装修材料、通风、排水、餐具甚至是垃圾摆放的位置都有明确的规定。食堂一定要有足够数量的餐具（保证每个学生不少于两套），不得使用变形、破损、搪瓷、铝制的餐具和厨具。以莫斯科为例，所辖1948所学校会定期检查食堂的卫生情况，每学年都对食堂的食品车间和食堂大厅进行装修，并根据实际情况对食堂的灶具、餐具和器皿进行更新。通过这些措施，学校能够有效地预防食物中毒和传染病的发生，保护学生的健康。①

（四）营养政策的社会影响

营养政策在全球范围内对社会产生了深远的影响。这些影响不仅体现在改善学生的健康和营养水平上，还体现在提高教育成效和促进社会稳定上。

学校供餐计划不仅可以缓解学生的短期饥饿并解决营养缺乏问题，还有助于提高他们在学校的注意力和学习效率。研究表明，当学生们饥饿或营养不良时，学习的过程就会变得更加困难。同时，以学校为基础的供餐计划可以通过在学校提供食物而减少饥饿缺勤，从而增加学生在校总时间，进而提高学习成绩。

巴西的学校供餐计划不仅提供营养餐，还注重使用当地农产品，从而支持当地农民和经济的发展。该计划要求学校营养餐食品的一定比例要来自当地的家庭农业，从而为农民提供了一个稳定的市场，提高了他们的收入和生活质量。这种模式不仅改善了学生的营养状况，还促进了当地社区的经济发展。

此外，印度的小学免费午餐计划不仅提高了学生的营养水平，还显著提升了学生的入学率和留校率，促进了性别平等和社会公平。免费的午餐计划吸引了更多的家庭让孩子上学，尤其是女童、少数民族和落后地区的儿童，有助于实现普及基础教育的目标，减少了因贫困而辍学的现象。同时，削弱了阻止女童入学的障碍，缩小了小学入学的性别差距，也为妇女提供了就业机会，提高了她们的社会地位。免费午餐计划还通过让不同种姓和阶层的学生坐在一起就餐，打破了学校里的歧视和隔阂，传播了平等主义的价值观。②

在分析这些案例时，我们可以看到营养政策不仅仅是关于食物的提供，更是一个多维度影响社会的工具。它们通过确保学生的营养需求得到满足，间接提高了教育的质量和效果，减少了因贫困导致的学业中断，同时还在一定程度上促进了当地的经济发展和社会平等。

---

① 全国学生营养办.农村义务教育学生营养改善计划工作简报 国外学生营养餐怎么做？（四）——俄罗斯的学生餐[R/OL].（2013-8-27）[2024-2-9].http://www.moe.gov.cn/jyb_xwfb/xw_zt/moe_357/s6211/s6329/s6466/201308/t20130827_156368.html.

② 沈有禄.印度小学免费午餐计划及其启示[J].比较教育研究，2011，33（6）：76-80.

二、芬兰营养政策的成功经验

（一）芬兰学校供餐制度背景介绍

芬兰是一个北欧国家，拥有约 550 万人口，其中约 100 万是 18 岁以下的儿童和青少年。芬兰的教育体系以其高质量和公平性而闻名，芬兰的学生在国际学习成就评估（PISA）中经常名列前茅。芬兰的学校供餐制度是其教育体系的一个重要组成部分，学校供餐不仅是一项社会保障措施，也是一种教育手段。

芬兰的学校供餐制度有着悠久的历史，可以追溯到 20 世纪 40 年代，当时芬兰正处于战争和贫困的困境中，政府为了保障学生的健康，开始为学校提供免费的汤和面包。随着芬兰的经济和社会的发展，学校供餐制度也不断改进和完善，从最初的单一食物到现在的多样化菜单，从最初的补助性质到现在的教育性质，从最初国家层面的规定到现在地方层面的自主权，从最初的营养不良防治到现在的肥胖和慢性病预防。芬兰的学校供餐制度已成为一个全球范例，受到了许多国家和国际组织的赞誉。

（二）芬兰学校供餐制度的目标和实施途径

芬兰的学校供餐制度的主要目标是为所有学龄前、基础和高中教育的学生和学员提供每个学校日免费、多样化、均衡和结构化的餐食。用餐时间必须由成人指导和监督，以确保学生的安全。对于一些学生来说，学校餐是唯一的每日热餐，并且是每日营养摄入的重要部分。它覆盖了学生营养需求的三分之一。学校供餐支持学生的成长和健康发展，促进健康饮食习惯的养成，培养学生的食物能力。学校供餐是学校日教学结构的一个常规内容，必须定期规划、监控和评估。

芬兰的学校供餐制度的次要目标是消除社会差异，促进社会平等。通过为每个学生和学员提供相同的餐食，学校供餐制度缩小了贫富差距。学校供餐制度也为学生提供了一个共享餐食和交流经验的机会，提高了他们的社交技能和文化敏感性。学校供餐制度还为学生提供了一个参与决策和影响社区的机会，培养了他们的民主价值观。

芬兰的学校供餐制度受到多层次的法律和政策框架的约束，包括宪法、教育法、食品法、国家核心课程和地方课程等，具体规范了学校供餐的标准和要求，包括食品安全、食品采购、食品准备、食品服务等方面，同时赋予了市政府和其他教育提供者广泛的自主权，以适应不同地区的实际情况和需求。

为了实现目标，芬兰针对学校供餐制度采取了一系列措施。为了更好地进行学校供餐制度的实施和管理，芬兰建立了一个涉及多个部门和机构的横向合作和协调机制，以确保学校供餐政策的制定、实施和监督的有效性和一致性。

学校供餐制度也成了教育体系的一部分，芬兰制定了一系列的国家和地方课程，强调了学校供餐的教育性质，要求学校餐与教学目标和内容相结合，而不仅仅是提供食物服务。通过学校供餐支持学生的身体和心理的发展，提高学生的注意力、记忆力、创造力等。芬兰的学校供餐制度更加注重教育学生建立良好的食物能力，即一个人维持健康所需的饮食习惯和对食物的理解能力。食物能力包括以下要素：对食物的营养价值和成分的了解、饮食均衡、适量饮食、控制不良饮食习惯等。这种能力对于保持身体健康和预防疾病至关重要。

实施学校供餐制度所需资金由国家和市政府共同承担，主要由市政府负责，国家通过转移支付提供补贴，这保证了学校供餐的免费性和可持续性，同时允许市政府根据其战略和资源进行灵活的分配和管理。

学校供餐制度的监测和评估在地方和国家层面进行，通过收集和分析有关学校供餐的各种数据，包括食品安全、营养质量、学生参与、学生满意度、学校福利、学习成就等方面，评估学校供餐的实施效果和发展趋势，并为改进和创新提供依据。

（三）芬兰学校供餐制度的影响和效果

芬兰的学校供餐制度经过几十年的发展和完善，已经成为一个成熟和稳定的制度，为芬兰的教育和社会发展做出了重要贡献。

第一，学生的健康和营养状况。学校供餐为学生提供了每日所需的三分之一的营养，有效地改善了学生的营养状况，预防了营养不良和贫血，降低了肥胖和慢性病的发生率，促进了学生的生长发育。

第二，学生的学习和发展。学校供餐为学生提供了充足的能量，有利于促进学生的学习和认知，提高了学生的学习成绩，降低了学生的缺勤和辍学率。

第三，学生的食物能力和食物感知。学校供餐为学生提供了一个了解食物的平台，培养了学生的食物能力，包括食物的选择、准备、消费、评价和欣赏等方面，使学生能够独立地做出正确的饮食决策。学校供餐还加深了学生的食物感知能力，使学生能够理解食物与环境、社会、文化、经济和政治的关系，以及自己在其中所扮演的角色和责任。

三、跨国合作与经验共享：国际合作的机制与效果

（一）国际合作的机制

随着经济全球化的发展，国际合作已经成为一种趋势，因此产生了国际合作机制。所谓国际合作机制是指各国一致同意并遵守的在某一特定领域协调国际关系的原则、准则、规则。国际合作机制论反对国家利益观念，强调国家行为所遵循的原则必须符合总体上的国际利益，主张以合作互利的长远利益代替争夺权力的眼前利益。

在 2020 年后不到一年的时间内，76 个国家的领导人共同创立了学校营养餐联盟。这个由国家主导的联盟得到了 83 个利益攸关方的支持，其中包括联合国主要机构和发展伙伴，并正在构建一种新型多边发展模式，得到国际社会的普遍关注和一致好评，学校营养餐联盟代表着一个价值 480 亿美元的全球产业，其资金几乎全部来自全世界各个收入水平的国家，合作成果远超预期。

1. 学校营养餐联盟合作机制框架

学校营养餐联盟确定了三个关键目标：一是支持所有国家重建有效的学校供餐计划。二是到 2030 年，惠及遗漏的群体。三是到 2030 年，通过提高所有国家现有学校供餐项目的质量和效率，为学校营造健康的食品环境；促进可持续的粮食生产，并在适当情况下，推动学校供餐与当地生产有机连接。该联盟的工作已取得了不小的成果。结果显示，受益儿童人数已经回升至 4.18 亿。

2. 学校营养餐联盟合作机制的特征

（1）由世界粮食计划署牵头

世界粮食计划署将学校供餐作为重点干预措施，加强其在各级地区支持各国政府的能力，并不断加强自身在这方面的领导作用。在提供学校营养餐的进程中，世界粮食计划署与当地小农企业合作，努力保障膳食安全和供应链顺畅。该联盟

将支持所有国家重建有效的学校营养餐项目；为低收入和中低收入国家的还未得到帮助的最脆弱的群体提供支持；提高所有国家现有学校营养餐方案的质量和效率，为学校营造健康的食品环境。作为联合国在学校供餐领域的牵头机构，世界粮食计划署在全球学校供餐议程中发挥着如下三大作用：

①支持政府实施学校供餐计划。世界粮食计划署提供政策支持、技术援助、专业依据和专门知识，帮助中等收入、中低收入和低收入国家政府建立学校供餐计划或增强其可持续性。世界粮食计划署的技术和政策支持间接改善了 77 个国家和地方社区 1.07 亿校园儿童的生活质量和营养状况。

②向各国提供业务支持。世界粮食计划署在必要时向脆弱儿童提供校餐，帮助各国实现既定目标。

③建立、协调和维护三种全球公共产品，即学校营养餐联盟、《全球学校供餐状况》、全球学校供餐数据库。

许多国家为实现零饥饿目标，不断开发和检验自己的解决方案。虽然有着共同的全球发展议程，但是每个国家的需求和经验不尽相同。面对国家需求的增加，世界粮食计划署通过"南南合作"和三方合作加强了对各国政府的支持。"南南合作"和三方合作涵盖了发展中国家之间在知识、经验、技能、资源和专有技术方面的直接交流，并且往往由某个捐助国或多边组织（如世界粮食计划署）协助进行。

在实践中，世界粮食计划署应发展中国家政府的要求，帮助他们整理其在粮食和营养问题上的国家解决方案，并将这些解决方案分享给其他发展中国家。

（2）以发展为导向

学校营养餐联盟旨在通过探索支持下一代的全新多边模式，改变发展现状。学校营养餐联盟强调发挥已有多边合作机制的作用。在各方共识和共同愿景下，学校营养餐联盟改变了原来的格局，带来了对发展的多视角关注，包括福祉、教育、健康（包括心理健康）和人力资本创造的角度等。新的关注点还包括支持更可持续的粮食系统；创造当地就业岗位，特别是为妇女创造就业机会。学校营养餐联盟最大的优势在于其认识到，投资于一项有效的计划可获得广泛的社会效益，仅在卫生、教育、社会保护和农业领域，每投入 1 美元就能得到约9 美元的回报。

（二）国际合作的效果

1. 学龄儿童的饥饿问题近年来有所改善

2023 年，世界粮食计划署发布的《2022 年全球学校供餐状况》显示，在国际社会和各国政府的积极努力下，学龄儿童的饥饿问题有所改善，学校供餐已惠及全球近 4.2 亿儿童，相比 2020 年增加 3000 万，占在校儿童总数的 41%。

受多重因素影响，当前全球粮食安全状况不容乐观。学校供餐在全球应对粮食危机的进程中发挥着至关重要的作用，因为在许多国家，这可能是学生当天唯一的餐食。

《2022 年全球学校供餐状况》显示，部分低收入国家的学校供餐计划急需资金援助。低收入国家的学校供餐比例仅有 18%，发达国家的这一数字为 61%。在部分非洲国家，仅有不到 10% 的在校儿童能够获得免费或受补贴的学校供餐。世界粮食计划署全球学校供餐计划司司长卡门·布巴诺呼吁捐助国尽快提供支持，以增加对这些低收入国家的投资。①

2. 带来更多利益相关方的参与

2021 年 11 月 16 日，联合国粮食及农业组织、联合国教科文组织、联合国儿童基金会、世界粮食计划署和世界卫生组织发表声明，承诺为六十余个国家组成的校餐联盟提供支持。该联盟旨在为在校儿童提供营养餐，改善他们的健康和教育现状，力争在 2030 年前确保每个有需要的儿童都有机会获得营养校餐。该联盟还致力于促进"智能"校餐计划，对常规校餐辅以健康和营养干预对策，促进儿童成长。

该声明说，校餐计划不仅能让学生受益，还将成为粮食体系转型的"跳板"。该计划将尽可能采用当地种植的食材，助推本国及当地市场和粮食体系的发展，为小农和当地很多由妇女创办的餐饮企业创造更多机会。声明承诺将与各国政府合作，共同实现该联盟的各项目标，同时提供必要的技术和业务支持。

3. 中国积极贡献智慧，共享中国方案

中国在学校供餐方面为世界各国树立了典范。2011 年，中国启动实施农村义

---

① 人民网．联合国世界粮食计划署发布报告显示——学校供餐帮助贫困儿童改善营养不良 [EB/OL]．（2023-4-12）[2024-2-9]. http://health.people.com.cn/n1/2023/0412/c14739-32662031.html.

务教育学生营养改善计划，为乡村学校供餐提供资金补助。2022 年，教育部等 7 部门联合印发《农村义务教育学生营养改善计划实施办法》，进一步强化供餐管理、资金使用管理等。世界粮食计划署对全球 169 个国家的调查结果显示，中国是全球少数同时在中学、小学阶段提供营养餐的国家，学校供餐规模位居世界前列。此外，中国还与世界粮食计划署合作，在贝宁、利比里亚等国家协助建立学校食堂或捐献食品。

四、分析与启示

实施农村义务教育学生营养改善计划，关系到学生的健康成长和国家的未来发展。

（一）进一步助力乡村振兴

指导各地探索推动校农结合的方式方法，通过集中采购、与农户签订食品原料供应协议、配备食堂工勤人员等方式，实现学校农产品需求与农村产业发展的精准对接，为当地群众提供就业岗位，促进地方经济发展和群众增收，助力乡村振兴战略实施。

（二）进一步完善政策措施

对实施过程中出现的新情况、新问题进行认真的研究和分析，适时出台相关政策措施，指导各地进一步提高供餐质量和效益。鼓励和支持各地结合本地实际，进一步扩大地方试点范围，让更多的贫困地区孩子受益。建立膳食补助标准动态调整机制，根据经济社会发展水平和物价变化实际，适时调整补助标准，满足试点地区学生的饮食需求。

（三）进一步改善供餐条件

鼓励各地进一步改善学校食堂供餐条件，配齐食堂工作人员，提高食堂供餐比例。指导各地政府及有关部门切实落实主体责任，提升食堂从业人员工资待遇，加大培训力度，满足学生的就餐需求。

（四）进一步加强监管力度

指导各地进一步完善学校财务管理制度，确保食品安全，保证专款专用。加强督导评估，不断创新监管方式，保障营养改善计划安全、阳光、科学、可持续地运行。

（五）进一步加强健康教育

指导各地严格落实国家教学计划规定的营养健康教育时间，开齐课程，开足课时，确保落到实处。充分利用各种宣传教育形式，向学生、家长、教师和供餐人员进行营养健康教育，普及营养知识，培养科学的营养观念和饮食习惯，让学生不仅能够吃饱，更要吃好。加强食育，提升基层工作人员、教师、学生和家长的营养知识水平。

（六）进一步加强宣传引导

协同有关部门和试点地区认真总结营养改善计划服务地方经济发展、推动乡村振兴的成功做法、典型经验和显著成效，进行广泛宣传介绍，充分发挥典型的示范引领作用，并让社会各界对营养改善计划有更深入的了解，努力营造全社会共同支持、共同监督和共同推进营养改善计划的良好氛围。

第八章　民族地区农村义务教育学生营养改善计划政策的优化路径

在民族地区农村义务教育中，学生营养状况的改善一直是政府关注的重要议题。本章将探讨民族地区农村义务教育学生营养改善计划政策的优化路径。

第一节　民族地区农村义务教育学生营养改善计划政策的"价值"强化

在塑造民族地区农村义务教育学生营养改善计划政策的价值体系时，不仅要注重提升学生的营养状况，更要着眼于对学校、教师的深远影响。首先，通过多元化的途径引导利益相关者对政策的认知，以进一步提升政策主体价值的体现；其次，提高参与工作教师的待遇，实现政策客观与过程价值的全面强化。通过这些措施，能够深刻强调政策的全方位价值，为农村学生提供更为全面的支持。

一、多种途径引导政策认知，提升政策主体价值体现

在政策执行过程中，学校面临着利益相关者缺乏长远眼光的挑战。这些利益相关者可能难以意识到营养改善计划对学校、教师以及学生成长的重要性，导致对投入人力、物力、财力等资源持不理解或不支持的态度。[1]例如，一些教师可能认为参与营养改善计划项目研究会影响自己处理更重要的事务，因此不愿意花费精力。同样，一些家长可能认为营养改善计划对孩子的学习成绩没有显著影响，因此不支持学校在这方面的投入。

---

[1]　王志豪.教育扶贫政策的变迁历程、演进逻辑及优化策略：基于历史制度主义的分析 [J].中北大学学报（社会科学版），2024，40（1）：82–89.

其次，学校需要采取有效措施来引导利益相关者对政策的正确认知。一种方式是通过集中宣讲的方式向学生、教师和家长宣传学校的文化体系，以促进相关群体的理解和认同。可以组织各种形式的会议、讲座或座谈会，向学生、教师和家长介绍政策的背景、目的和重要性。同时，还可以邀请专家学者进行经验交流，以便让他们更加深入地了解政策的意义和影响。

此外，学校还应该充分利用各种传播渠道，扩大政策认知的范围。除了集中宣讲之外，可以通过校园网站、校园宣传栏、微信公众号等多种途径向广大师生和家长传达政策信息。通过定期发布政策解读、案例分析、成果展示等内容，加深利益相关者对政策的认知和理解，从而提升政策的主体价值体现。

最后，学校还可以借助外部资源和合作伙伴的力量，共同推动政策认知的提升。与相关行业协会、企业机构或社会组织建立合作关系，共同开展政策宣传和推广活动，为利益相关者提供更多的政策支持和资源保障。通过多方合作，形成政策宣传的合力，为政策执行营造良好的社会氛围和舆论环境，进一步促进政策的顺利实施和落地。

二、提高参与工作教师的待遇，增强政策客观与过程价值体现

专家团队的理论指导与校长的理念、想法，只有通过教师的行为转化，才能真正落实到学校的营养改善计划活动上。[①] 因此，在营养改善计划政策执行环节，必须提高教师对政策的认知并引导他们参与项目研究，自觉将理念渗透到自己的日常教育教学行为中。

为了提高全体教师对营养改善计划政策的认知，在项目研究的各个阶段，学校应定期开展相关干部和骨干教师的研讨活动，达成共识。同时采取"专家讲座"的方式将阶段性研究成果向全体教师集体宣讲，让全校所有教师都能了解营养改善计划的实施进度，并随之思考其与自身本职工作的关系。[②] 之所以采用"专家讲座"而非校长个人宣讲的方式，是因为专家本身具有"专业化"的象征身份，有更高的认可度。基于这样的宣讲行为，教师对学校文化产生了基本的认知、一

---

① 储亚萍，郑家喜. 政策评估视角下陪餐制的实证分析 [J]. 华北理工大学学报（社会科学版），2024，24（1）：47-53.

② 王非，张裕，李开宇，等. 基于函数嵌套实现中小学生营养状况判定的方法设计 [J]. 实用预防医学，2024，31（1）：117-120.

定程度的认同，并开始思考如何将之在自身的行为中进行转化。

此外，"有的放矢"也是校长引导教师参与项目研究、践行学校文化的重要行动策略。[①] 在研究开展的整个过程中，难免有教师认为"这个研究跟我的教学关系不大"而不愿意参与研究，而且，这样的消极情绪可能在同组、同年级的"小范围"内传播，影响越来越多的人不愿意参与研究。为避免这样的情况蔓延从而导致教师的参与率低，校长在每个研究阶段开始前进行计划制订时，均应结合相应阶段的研究目标，有目的地选择更适合且研究效率更高的人员参与研究。

第二节　民族地区农村义务教育学生营养改善计划政策的"能力"提升

在民族地区农村义务教育中，营养改善计划政策的全面实施需要不断提升相关机构的能力，以确保政策更加有效地服务于学生的成长和发展。一是建立问责机制，提高政策目标达成度；二是开展营养知识教育，提升政策独特性。通过这些举措，能够提高政策执行的能力，为农村学生提供更为全面的支持。

一、建立问责机制，提高政策目标达成度

为提高政策目标达成度，政府相关部门需建立健全问责机制，以确保营养改善计划得到有效实施。[②] 在此过程中，监督检查办法的制定显得尤为关键。例如，可以通过定期抽查学校的饭菜质量和学生的膳食情况，确保学生得到充足、均衡的营养。同时，采用现场检查等方式对营养改善计划执行过程进行全程监督，及时发现并解决执行中的问题，确保政策顺利实施。

监察、审计部门在政策执行中的监督责任不可忽视。通过审计学生营养改善计划的资金使用情况，可以有效监测财务合规性，避免出现挪用或滥用资金的情况。通过监督，保证营养改善计划公开透明、廉洁运作。例如，通过对学校食堂

---

① 计芳芳，刘晓昀. 农村公共服务协同供给失效及其破解：以河南两县区农村营养改善项目协同实施为例 [J]. 社会建设，2023，10（5）：138-159.

② 任胜洪，曾娅，黄欢. 中国式乡村教育现代化：概念、逻辑与推进路径 [J]. 教育理论与实践，2024，44（4）：3-8.

的采购记录和开支情况进行审计，确保资金用于购买高质量的食材，提升营养改善计划的实效性。

教育督导部门在政策执行中将学生营养改善计划纳入教育督导工作，进行定期的督导检查。通过与学校的互动，提出改进建议，确保营养改善计划顺利实施。此外，将营养改善计划的实施情况向同级人大、政协报告，接受监督，可有效提高政策的透明度与公信力。

建立食品安全和营养改善计划资金责任追究制度是确保政策执行的最后一道防线。[①] 例如，要求学校、供餐单位和个人签订食品安全责任书，建立健全责任追究机制。通过设立专线举报电话、公众意见箱等途径，保证公众的意见反馈通道畅通，接受舆论监督和社会监督，确保政策的合理性和可行性。对于虚报、冒领、挤占、挪用资金等行为，一经查实，要依法予以严肃处理，以确保政策落地生根，为学生提供健康安全的饮食环境。

二、开展营养知识教育，提升政策独特性

为提升政策独特性，相关部门应积极开展营养知识教育，覆盖学生、家长、教师以及供餐人员。学校是宣传营养科学知识的重要场所，应充分利用健康教育时间，通过专题讲座、健康教育课等形式向学生传授营养知识。例如，介绍不同食物的营养成分和功效，引导学生形成科学的饮食习惯。此外，加强对教师和供餐人员的培训，提升他们的营养知识水平，从源头上保障学生的营养需求得到满足。

学校与家庭合作是推动营养改善计划实施的重要途径。除了在学校内开展营养与健康教育外，还应通过家长会等形式向家长传递营养科学知识，并提供膳食指导。例如，组织家长讲座，邀请营养专家分享科学的饮食搭配和健康的生活习惯，引导家长正确引导子女的饮食行为。通过与家庭的密切合作，可以将营养改善计划的实施延伸至学生的日常生活，更有效地促进学生的健康成长。

在实施营养改善计划的地区和学校中建立专家工作组可以确保政策的执行能够达到预期的效果。该工作组应由专业的营养专家组成，负责提供科学的指导和

---

① 王亚. 社会支持视域下的农村留守儿童福利保障研究 [J]. 发展研究，2023，40（7）：43-50.

服务。例如，制定合理的营养餐食方案，根据学生的年龄、生长发育需要，合理搭配食材，保证学生获得均衡的营养。此外，专家工作组还可以定期进行营养评估，监测学生的饮食状况，及时调整餐谱，确保政策有效实施。

除了提供营养餐食外，还应加强对食品安全的监管和管理。建立食品安全责任追究制度，严格执行食品卫生标准，确保食品的安全性和卫生质量。例如，加强食品采购环节的监管，严格选择供应商，确保食材的来源可追溯。同时，对食品加工过程进行严格控制，提高供餐单位的管理水平，有效防止食品安全问题的发生。通过这些措施，可以为学生提供安全、健康的饮食环境，确保营养改善计划顺利实施和持续推进。

第三节　民族地区农村义务教育学生营养改善计划政策的"支持"完善

在推动农村义务教育学生营养改善计划政策的全面实施过程中，必须高度重视组织管理与经费分配，以确保政策得以高效实施。一是加强组织管理，将家长纳入监督主体；二是经费分配采用多标准，加强专项资金管理。通过这些措施，我们有望在民族地区农村推动学生营养政策的实施中迈出坚实的一步。

一、加强组织管理，将家长纳入监督主体

在营养改善计划政策的执行中，各级政府及相关行政部门承担着重要责任，需要通过有效的组织管理来确保政策的落实。这些部门涉及的范围广泛，包括教育、财政、卫生、食品药品监管等，它们需要形成合力，共同推动政策的执行。例如，教育部门负责指导学校的教育工作，而卫生部门则负责保障学生饮食的卫生安全，各部门间需要密切协作，形成联席管理的机制，确保政策顺利实施。

学校可通过召开家长委员会会议、邀请家长参观学校食堂等形式，让家长了解学校餐饮管理的情况，并听取他们的意见和建议。此外，学生作为直接受益者，也应被纳入监督者的范围。学校应鼓励学生积极反映食堂存在的问题，倾听他们的意见和建议，从而更好地发挥学生的监督作用。

学校及教育行政部门应主动向社会公开相关账目，接受社会各方面的监督。

这种开放透明的做法有助于建立政策执行的公信力，增强政策的可持续性。例如，学校可以定期公布食品采购情况、营养餐配送情况等信息，让社会各界了解政策执行的具体情况。同时，教育行政部门也应建立有效的反馈机制，及时处理社会各方面的意见和建议，不断改进政策执行的方式和效果，使政策在阳光下运行，进而得到社会的广泛认可与支持。

除了政府部门和学校的监督外，社会各界也应积极参与营养改善计划政策的监督工作。例如，媒体可以开展相关报道，揭示政策执行中存在的问题和困难，推动政府部门和学校采取有效措施加以解决。同时，非政府组织、专业机构等也可以提供建议，促使政策执行得更加规范和有效。通过政府、学校、家长和社会各界的共同努力，营养改善计划政策的执行将得到更好的保障，为学生的健康成长提供坚实的保障。

二、经费分配采用多标准，加强专项资金管理

在经费分配方面，采用多标准是确保营养改善计划政策有效实施的基础。依据《广西壮族自治区人民政府办公厅关于印发广西教育领域自治区以下财政事权和支出责任划分改革实施方案的通知》的规定，公用经费和营养膳食地方财政事权部分被划分为自治区与市县共同财政事权，由自治区和市县共同承担支出责任。这种多标准的分担方式既能考虑不同地区的财政状况，又能保障各级政府在政策实施中的积极性和主动性。例如，财力相对较弱的县级地区可以得到更多的财政支持，以确保学生在该地区也能享受到高质量的营养餐服务。

为确保资金的有效使用，各地要在实际操作中严格执行资金使用管理政策。将财政补助资金纳入国库和项目学校统一管理，实行分账核算，集中支付，专款专用。这样的管理方式有助于提高财政补助资金的使用效益，防止资金的滥用和浪费。例如，通过建立项目学校统一管理的机制，可以更加精确地监控资金的使用情况，确保每一笔资金都用于实际的营养改善计划，而不是被挪作他用。

及时拨付资金是确保政策执行的关键环节。各地应根据实际需要，确保学校在需要的时候能够及时获得财政资助。建立健全资金管理和使用监督机制，例如，可以通过建立专门的资金拨付预警系统，确保资金按时到位，避免因资金拨付不及时而影响学生的正常用餐。

附　录

民族地区农村义务教育学生营养改善计划政策实施的
调研方案

一、调研内容——民族地区农村义务教育学生营养改善计划政策实施情况

1. 广西民族地区农村义务教育学生营养改善计划政策实施现状

2. 广西民族地区农村义务教育学生营养改善计划政策实施现状存在的问题

3. 广西民族地区农村义务教育学生营养改善计划政策实施现状的影响因素

二、调研要素

（一）调研对象

1. 教育局人事股股长

2. 乡村学校校长、负责教师管理的领导、负责营养午餐相关事务的领导

3. 乡村教师4人/所（其中应包括特岗教师）

4. 学生家长代表2人/所

5. 学生代表2人/所

（二）调研地点

广西壮族自治区百色市右江区四塘镇、永乐镇、阳圩镇、汪甸瑶族乡。具体见下表。

地点	学校	校长	教师	家长	学生	相关负责人
右江区四塘镇	右江区四塘中学	1	4	2	2	2
	右江区四塘镇中心学校（本部）	1	4	2	2	2
	右江区四塘镇富联小学	1	4	2	2	2
	右江区四塘镇百兰小学	1	4	2	2	2
右江区永乐镇	右江区永乐镇平塘小学	1	4	2	2	2
	右江区永乐镇华润小学	1	4	2	2	2
右江区阳圩镇	右江区阳圩中学	1	4	2	2	2
	右江区阳圩镇中心小学	1	4	2	2	2
	右江区阳圩镇柳羊小学	1	4	2	2	2
	右江区阳圩镇汪乡小学	1	4	2	2	2
右江区汪甸瑶族乡	右江区汪甸民族中学	1	4	2	2	2
	右江区汪甸民族中心小学	1	4	2	2	2
	右江区汪甸瑶族乡塘兴增城小学	1	4	2	2	2
	右江区汪甸瑶族乡沙洪村小学	1	4	2	2	2
合计	14 所	14 人	56 人	28 人	28 人	28 人

（三）调研时间及人员安排

调研时间	调研人员	调研地点
12 月 2 日	第一组	右江区阳圩镇
	第二组	右江区汪甸瑶族乡
12 月 3 日	第一组	右江区四塘镇
	第二组	右江区永乐镇

广西民族地区农村义务教育学生营养改善计划政策实施调查问卷

（教师部分）

尊敬的老师：

您好！我是广西师范大学的硕士研究生，为了完成课题研究，需要了解营养改善计划政策的实施情况，请大家尽可能如实、准确地填写这份问卷。填写的一切资料仅供课题研究使用。

填表说明：

1. 我们将采取无记名调查，请在您认为合适的情况前打钩。

2. 问卷中没有注明"可多选"字样的选择题均为单选题，即只能选择一个答案。

3. 您的答案无对错之分，请按顺序填答，请勿漏答，谢谢您的合作！

第一部分　个人基本情况

1. 学校所在：＿＿县（区）

2. 您的性别：①男　②女

3. 您的年龄是：＿＿岁

4. 您的最高学历：①研究生及以上　②本科　③大专　④中专（高中）⑤初中及以下

5. 您现在从事的具体工作：（可多选）

①任课教师　②班主任　③行政工作　④生活老师　⑤其他

6. 您现在最高级别的职务：

①正校长　②副校长　③教导主任　④年级组长　⑤教研组长　⑥任课教师⑦辅导员　⑧其他，请注明：＿＿＿

7. 您是否参与学校的营养餐工作？

①是　②否

第二部分　营养餐认知情况

8. 您对营养改善计划的具体内容的了解程度是怎么样的?

①非常清楚　②清楚　③一般　④不是很清楚　⑤完全不清楚

9. 学校是否组织学习营养改善计划的相关知识?

①是　②否

10. 营养改善计划的宣传主要通过什么途径?

①学校组织的培训　②乡镇上的宣传资料　③广播、电视　④报纸、杂志
⑤网络　⑥其他,请注明:____

11. 您是否经常和学生交流和沟通营养改善计划?

①经常　②偶尔　③从来没有

12. 您是否会和学生家长进行营养改善计划的相关交流?

①经常　②偶尔　③从来没有

13. 您认为教师参加营养餐工作是否增加了教师的工作负担?

①是　②否

14. 若将您原本的工作量计为100%,那么因为营养餐工作增加了多少?

① 10% 以下　② 10%—15%　③ 16%—20%　④ 21%—25%　⑤ 26%—30%
⑥ 31%—35%　⑦ 35% 以上

15. 您认为学前班学生是否应该享有营养餐?

①是　②否

第三部分　营养餐具体实施情况

16. 学校是否建立营养改善计划监督委员会?

①是　②否　③不清楚

17. 学校是否定期向学生及其家长公开营养餐食谱和费用?

①是　②否　③不清楚

18. 学校是否建立学生实名制信息系统?

①是　②否　③不清楚

19. 学校是否实施营养餐的陪餐制度?

①是　②否　③不清楚

20. 学校的营养餐具体由谁负责？

①食堂专职人员为学生分发　②教师或班主任代领后分发　③班里学生代表领取后分发　④每个用餐学生在售饭口领取　⑤其他，请注明：____

21. 负责组织管理学生用餐的人员：（可多选）

①班主任　②任课教师轮流　③专任生活老师　④学校工勤人员　⑤其他：____

22. 您觉得学校营养餐的就餐条件主要存在哪些问题？（可多选）

①食堂卫生条件比较差　②餐厅太小，感觉拥挤　③在食堂以外的其他地方用餐，环境不好　④食堂地面油滑　⑤餐具不卫生　⑥其他，请注明：____

23. 您觉得学校的营养餐主要存在哪些问题？（可多选）

①食谱单一　②口味性差　③分量不足　④饭菜偏凉　⑤菜色不佳

⑥其他，请注明：____

24. 您认为营养改善计划对学生的营养状况有改善吗？

①能，但作用不明显　②能，作用明显　③不能　④不清楚

25. 您认为以下哪项工作是保证学生营养餐工作顺利开展的关键？（可多选）

①完善相关配套制度　②提高营养餐的补助金额　③加强学校食堂建设　④提高营养餐质量　⑤加强食品安全监管　⑥强化资金安全管理　⑦提高参与教师的待遇　⑧其他，请注明：____

26. 您认为目前的营养改善计划工作主要存在什么困难或问题？

答：____

第四部分　营养知识

27. 您认为有必要对学生进行营养教育吗？

①非常有必要　②有必要　③没有必要　④完全没有必要　⑤不清楚

28. 您认为有必要为学生开设营养健康课程吗？

①非常有必要　②有必要　③没有必要　④完全没有必要　⑤不清楚

29. 您认为学习成绩与饮食营养有关系吗？

①很有关系　②有一点关系　③没有关系　④不清楚

30. 学校组织过哪些配合营养餐进行的营养教育活动？你觉得以什么方式进行效果比较好？

答：＿＿＿＿

问卷到此结束，再次感谢您的参与和合作！

广西民族地区农村义务教育学生营养改善计划政策实施调查问卷

（家长部分）

尊敬的学生家长：

您好！

真诚感谢您参与本次调查。本次调研结果仅用于科学研究。本问卷采用无记名方式填写，请根据您所知道的实际情况填写，我们将对您的答案给予严格保密。请家长放心作答。谢谢您的支持！

注：问卷中的营养改善计划指农村义务教育学生营养改善计划

第一部分　家长个人信息（请在相应的答案上打√即可）

1. 您是孩子的：①父亲　②母亲　③临时监护人　④其他：＿＿＿

2. 孩子所在的学校：①乡镇小学　②村小学　③教学点　④乡镇中学

3. 您的性别：①男　②女

4. 您的职业：①公务员　②机关工作人员　③工人　④农民　⑤个体户　⑥教师　⑦其他：＿＿＿

5. 您的学历：①没上过学　②小学　③初中　④高中　⑤大专　⑥本科　⑦研究生以上

第二部分　基本情况调查（请您根据自身了解的情况，在相应的答案上打√）

1. 您是否了解营养改善计划：

①非常了解　②有所了解　③不了解

2. 学校是如何向您宣传营养改善计划政策的：

①发宣传手册　②开家长会　③让孩子转告　④没进行相关宣传

3. 国家实施营养改善计划，您的态度：

①非常赞成　②赞成　③不赞成　④非常不赞成

如果不赞成，请说明原因：_____

4. 您对学校营养餐总体情况：

①非常满意　②比较满意　③一般　④比较不满意　⑤非常不满意

如果不满意，请您具体说一下哪方面做得不好：_____

5. 您对学校提供的营养餐：

①非常满意　②比较满意　③一般　④比较不满意　⑤非常不满意

如果不满意，请您具体说一下哪方面做得不好：_____

6. 您觉得国家实施营养改善计划的好处在于（可多选）：

①解决了孩子的午餐，为父母节约了时间　②学校的午餐更有营养　③有利于学生的身体健康　④孩子上课更有精神　⑤减轻了家庭的经济负担　⑥其他：_____

7. 您是否关心孩子的营养问题：

①非常关心　②比较关心　③不关心　④非常不关心

8. 为了让营养餐质量更高，学校加收一定的费用，您的态度：

①非常赞成　②比较赞成　③不赞成　④非常不赞成

请说明不赞成原因：_____

9. 营养改善计划实施过程中是否征求家长的建议：

①经常征求　②很少征求　③从不征求

10. 学校是否邀请您参观监督：

①经常　②很少　③从来没有

11. 学校让您参观监督的主要内容：

①营养食谱　②食堂采购清单　③食品安全措施

④学生就餐名单　⑤营养餐相关管理制度　⑥食堂设施

⑦其他：_____

12. 作为家长，是否应该支持学校实施好营养改善计划：

①非常应该　②应该　③不应该

13. 作为家长，您觉得营养餐是否应该考虑家长建议：

①非常应该　②比较应该　③应该　④不应该

14. 您认为营养改善计划实施中还存在哪些方面的不足？您最关心的问题是什么？说说您对学校营养餐的建议？

广西民族地区农村义务教育学生营养改善计划政策实施调查问卷

（校长部分）

敬爱的校长：

您好！非常感谢您在百忙中参加此次问卷调查。为了更加深入地了解营养改善计划政策的实施现状，特制作了此调查问卷，该问卷匿名填写，您的各项回答将作为统计和建议数据使用。感谢您客观公正地完成这份问卷，您的答案将为本研究提供极大的帮助，谢谢您的配合！

第一部分 个人基本信息（请填写或勾选符合的答案 / 选项）

1. 您的性别：

A. 男　B. 女

2. 您的年龄：

3. 您所在单位：

4. 您的工作年限：

第二部分 农村义务教育学生营养改善计划政策执行情况（请填写或勾选符合的答案 / 选项）

1. 您对农村义务教育学生营养改善计划政策的具体内容是否了解：（理念、标准、目标等）

①非常了解　②较了解　③了解　④不了解

2. 贵校执行营养改善计划政策的时间多长：

①一年以下 　　②1—2年 　　③2—3年 　　④3年以上

3. 贵校所选择的供餐模式：

①食堂供餐 　　②企业供餐 　　③家庭供餐 　　④其他

4. 您对贵校营养改善计划政策的实施效果的评价情况：

A. 较好 　　②一般 　　③没效果 　　④其他

5. 您认为贵校在实行营养改善计划政策之后对增强学生体质是否有影响：

①有较大影响 　　②有影响 　　③一般 　　④无影响

6. 您认为贵校营养改善计划政策的实施是否达到政策要求标准：

①达标 　　②基本达标 　　③不达标 　　④其他

7. 您认为贵校在实施营养改善计划政策过程中是否严格按照要求实行：

①严格按照 　　②一般按照 　　③未按要求实行 　　④其他

8. 贵校是否组织过学校餐厅负责人学习该政策活动：

①没有 　　②1—2次 　　③2—4次 　　④4次以上

9. 贵校是否建立了政策监管机构：

①是 　　②否

10. 贵校是否建立了一体化的营养餐管理机制：

①是 　　②否

11. 贵校是否公开营养餐食谱和经费使用情况：

①是 　　②否

12. 您认为实行营养改善计划政策是否有必要：

①无必要 　　②一般 　　③有必要 　　④其他

13. 您认为实行营养改善计划政策谁是最大的受益者：

①学生 　　②家长 　　③教师 　　④学校

14. 您认为在实行营养改善计划政策过程中是否遇到了困难？如果是，请举例。

15. 您对农村义务教育学生营养餐改善计划政策有哪些意见或建议：

广西民族地区农村义务教育学生营养改善计划政策实施调查问卷

（学生部分）

各位同学：

非常感谢您能参与本次调查。我是广西师范大学的硕士研究生，为了完成课题研究，需要了解本地区学生的营养状况以及营养改善计划政策的实施状况，请大家如实、准确地填答这份问卷。本次调研结果仅用于科学研究，我们将对您的答案给予严格保密，请同学放心作答，谢谢你的支持！

填写说明：

1. 问卷中没有注明"可多选"字样的选择题均为单选题，即只能选择一个答案。

2. 你的答案无对错之分，按顺序填答即可，漏答将无法提交问卷。

第一部分　个人基本信息

1. 学校名称：_____

2. 班级：_____年级_____班

3. 性别：①男　②女

4. 民族：①汉族　②藏族　③回族　④其他，请注明：_____

5. 年龄：_____岁

第二部分　关于营养改善计划政策

1. 你是否听说过营养改善计划政策？

①是　②否（如果选择"否"，请跳至第4题）

2. 你通过哪些途径获得关于营养改善计划政策的信息？（可多选）

①学校宣传，老师教导　②乡镇上的宣传资料　③家人告诉　④网络

⑤电视、报纸　⑥班里其他同学谈论　⑦其他，请注明：_____

3. 学校是否组织过你们进行营养改善计划政策的学习？

①很认真地组织学习过　②老师附带地讲过　③没有组织过

4. 学校是否为你们提供了营养餐？

①是，在校期间每天提供　②是，但不是每天提供　③否，没有吃到营养餐

5. 学校是否常与家长沟通你们的营养餐问题？

①经常　②偶尔　③从来没有　④不知道

6. 学校或老师会向你们征询关于营养餐的意见和建议吗？

①经常会　②偶尔会　③不会

7. 你父母会经常询问你学校营养餐的情况吗？

①经常　②偶尔　③不询问

8. 你是否满意学校为你提供的营养餐？

①是　②一般　③否

第三部分　关于学生营养餐的具体问题

1. 学校向你们提供营养餐的方式：

①早餐　②午餐　③课间加餐　④晚自习加餐

2. 学校提供的营养餐主要包括哪些食物？（可多选）

①牛奶　②鸡蛋　③火腿、肉　④面包、饼干　⑤米饭、面食

⑥粥　⑦汤水　⑧蔬菜　⑨水果　⑩其他：_____

3. 学校提供的营养餐你能吃饱吗？

①吃不完　②能吃饱　③有时能吃饱，有时吃不饱　④吃不饱

4. 你觉得学校提供的营养餐是否可口？

①可口　②一般　③不可口

5. 你觉得学校营养餐的卫生条件怎么样？

①比较差　②一般　③比较好

6. 你的餐具是如何进行洗涮和消毒的？

①食堂统一洗涮，并消毒　②食堂统一洗涮，但不消毒　③自己洗涮，统一消毒　④自己洗涮，不消毒　⑤带回家洗涮，不消毒　⑥一次性餐具，不用洗涮和消毒

7. 负责组织或管理你们用餐的人员:(可多选)

①任课教师轮流 ②班主任 ③专任生活老师 ④学校工勤人员

⑤其他:_____

8. 你是否每天用餐前或者用餐后都签名确认?

①是，但不是每天 ②每天都是 ③否，不签名

9. 班里回族学生的营养餐是如何解决的?（如果没有回族学生，此题可以不作答）

①提供等价的其他食物 ②补发餐费，让学生自己处理 ③不补发 ④不清楚 ⑤其他:_____

10. 是否每天都有教师陪同你们一起用餐?

①是 ②否

11. 你觉得学校的营养餐主要存在哪些问题?（可多选）

①食谱单一 ②不够可口 ③分量不足 ④饭菜偏凉 ⑤菜色不好

⑥其他:_____

第四部分 关于营养教育

1. 学校是否开设了营养健康课程?

①是 ②否

2. 你的营养健康知识一般来源于哪里?（可多选）

①父母 ②老师 ③报纸、杂志 ④广播、电视 ⑤网络 ⑥医生或营养师 ⑦其他:_____

3. 在学校你有没有用过"学生电子营养师"这个软件?

①是 ②否

4. 学校组织过哪些配合营养餐进行的营养教育活动? 你觉得以什么方式进行比较好?

答:_____

问卷到此结束，谢谢各位同学的合作!

广西民族地区农村义务教育学生营养改善计划政策实施访谈提纲

（县教育局部分）

访谈地点：

访谈时间：

访谈学校：

1. 是否制定了具体的营养改善计划实施政策？

A. 是　　B. 否

2. 是否成立了营养改善计划实施领导小组？

A. 是　　B. 否

3. 实施营养改善计划的经费保障情况？

A. 中央财政拨款　　B. 省财政拨款　　C. 地方财政拨款

4. 目前建有食堂设施的中小学有多少所？没有食堂的学校有多少所？

5. 有食堂且设备较为齐全的学校有多少所？设备不齐全的学校有多少所？设备不齐全的学校主要缺哪些设备？

6. 参与营养改善计划的工作人员有多少？

7. 学校食堂管理是否规范（即具有生产许可证、食品流通许可证、餐饮服务许可证、营业执照和卫生合格证等有效证件）？

8. 全市目前享受营养改善计划的学校、学生各有多少？每年的资金总量是多少？资金落实情况如何？

9. 目前在实施营养改善计划过程中，取得的主要成就是什么？还存在什么困难和问题，改善措施是什么？

广西民族地区农村义务教育学生营养改善计划政策实施
访谈提纲

（教师部分）

访谈地点：

访谈时间：

访谈学校：

1. 学校是从什么时候开始实施营养餐的？

2. 全校一共有多少学生？有多少寄宿生？有多少走读生？

3. 学校是否有陪餐制度、食品留样制度？

4. 学校是否建立了营养餐监督委员会？具体如何执行的？

5. 营养改善计划的实施效果是怎么评估的？

6. 学校是否定期公布营养餐食谱和经费使用情况？

7. 您认为营养改善计划对您和其他老师的教学工作有影响吗？

8. 在您看来，营养餐的执行效果怎么样？营养餐最大的问题是什么？

广西民族地区农村义务教育学生营养改善计划政策实施访谈提纲

（家长部分）

访谈地点：

访谈时间：

访谈学校：

1. 您了解营养改善计划吗？请谈谈您对学校营养餐的认识。

2. 您对您孩子学校的营养餐满意（或信任）吗？有什么担忧吗（如分量、质量等）？

3. 您经常询问孩子或者主动联系老师来掌握孩子在学校的用餐情况吗？

4. 您孩子对营养餐的反应如何？与您在家准备的饭菜相比，您觉得您家孩子更爱吃哪个？为什么？

5. 您清楚孩子的营养餐费用使用情况吗？学校是否收取过关于学生营养餐的费用？

6. 学校会定期向您公布营养餐食谱和经费使用情况吗？您有没有机会参与营养餐实施的监管工作？您是如何做的？

7. 您觉得您孩子学校的营养餐成本是几元？

8. 您认为学习成绩与饮食营养的关系大吗？您平时是否关注孩子的饮食营养和卫生？您认为是否应该对孩子进行专门的营养教育？

9. 学校或者政府组织过关于营养改善计划的宣传教育活动吗？您参加过吗？

10. 您认为目前学校的营养餐工作还有哪些地方需要改进？您有什么意见和建议？

广西民族地区农村义务教育学生营养改善计划政策实施
访谈提纲

（学生部分）

访谈地点：

访谈时间：

访谈学校：

1. 你知道营养改善计划吗？是从哪里得知的呢？

2. 学校有没有组织过你和你的父母进行营养改善计划政策的学习？

3. 你觉得学校每天提供的营养餐值几元？学校是否向你们收取过关于营养餐的费用？

4. 学校是否会定期向你和你的家长公开营养餐的食谱和费用？

5. 你回家后会主动告诉父母你在学校的用餐情况吗？你父母经常主动询问你吗？

6. 老师会经常向你们询问关于营养餐的意见和建议吗？

7. 你通常在哪里用餐？你觉得用餐环境怎么样（是否拥挤、是否卫生等）？

8. 学校的营养餐食谱经常调整变换吗？你最爱吃什么？

9. 你觉得学校提供的营养餐怎么样？能吃饱吗？喜欢吃吗？跟家里的饭菜相比呢？

10. 餐后是你自己洗餐具吗？是怎么洗的呢（比如是否有热水、洗涤剂，油渍能否洗掉）？又是如何对餐具进行消毒的呢？

11. 每次用餐前（后）你都在营养餐签名表上签字吗？

12. 你们班的营养餐是如何领取和分发的？你没吃饱的时候，还能再添饭吗？

13. 校长和老师是否每天都陪同你们一起用餐？你觉得陪餐具体能起到什么作用？

14. 你知道班里请假学生（和回族学生）的营养餐是如何处理的吗？

15. 你有挑食和剩饭行为吗？你是怎么处理剩饭的？

16.你对营养知识感兴趣吗？学校和老师是如何对你进行营养教育的？组织过哪些活动？

17.你觉得学校的营养餐还有哪些需要改进的地方？你还有什么意见和建议？

参考文献

[1] 康树华，郭翔 . 青少年法学概论 [M]. 北京：中国政法大学出版社，1987.

[2] 曹贤余 . 儿童最大利益原则下的亲子法研究 [M]. 北京：群众出版社，2015.

[3] 莫尔 . 创造公共价值：政府战略管理 [M]. 北京：清华大学出版社，2003.

[4] 曹正汉 . 观念如何塑造制度 [M]. 上海：上海人民出版社，2005.

[5] 马冠生 . 我国学生营养状况及相关营养改善政策 [J]. 中国学校卫生，2013，34（6）：641-643.

[6] 邵忠祥 . 农村义务教育学生营养改善计划政策实施中的问题与对策研究 [J]. 凯里学院学报，2019，37（2）：120-124.

[7] 邵忠祥，范涌峰，宋乃庆，等 . 农村义务教育学生营养改善计划政策执行的影响因素与对策建议 [J]. 西南大学学报（社会科学版），2016，42（6）：103-110.

[8] 秦金梅，吴晓东 . 云南省农村义务教育学生营养改善计划政策执行情况研究 [J]. 云南民族大学学报（哲学社会科学版），2019，36（4）：145-153.

[9] 陈建锋，刘文艳 . 农村义务教育学生营养改善计划实施管理 [J]. 教学与管理，2016（31）：8-10.

[10] 中国新闻网 . 广西约 431.48 万学生享受营养餐 首次实现全覆盖 [EB/OL].（2023-12-27）[2024-2-9]. http://edu.people.com.cn/n1/2023/1227/c1006-40147630.html.

[11] 教育部 . 关于农村义务教育学生营养改善计划实施情况的报告 [EB/OL].（2017-3-2）[2024-2-9]. http://www.moe.gov.cn/jyb_xwfb/gzdt_gzdt/s5987/201703/t20170302_297934.html.

[12] 人民网—人民日报 . 营养改善计划惠及农村学生 3.5 亿人次 [EB/OL].（2022-

10-9）[2024-2-9]. http://politics.people.com.cn/n1/2022/1009/c1001-32541084. html.

[13] 教育部等七部门关于印发《农村义务教育学生营养改善计划实施办法》的通知 [EB/OL].（2022-11-11）[2024-2-9]. http://www.moe.gov.cn/srcsite/A05/s7052/202211/t20221111_984150.html.

[14] 中国政府网 . 决定启动实施农村义务教育学生营养改善计划 .[EB/OL].（2011-10-26）[2024-2-9].http://www.moe.gov.cn/jyb_xwfb/s6052/moe_838/201110/t20111026_125887.html.

[15] 全国学生营养办 . 农村义务教育学生营养改善计划工作简报 国外学生营养餐怎么做?（五）——英国的校餐制度 [DB/OL].（2013-10-25）[2024-2-9].http://www.moe.gov.cn/jyb_xwfb/xw_zt/moe_357/s6211/s6329/s6466/201312/t20131219_160995.html.

[16] 全国学生营养办 . 农村义务教育学生营养改善计划工作简报 国外学生营养餐怎么做?（四）——俄罗斯的学生餐 [R/OL].（2013-8-27）[2024-2-9]. http://www.moe.gov.cn/jyb_xwfb/xw_zt/moe_357/s6211/s6329/s6466/201308/t20130827_156368.html.

[17] 人民网 . 联合国世界粮食计划署发布报告显示——学校供餐帮助贫困儿童改善营养不良 [EB/OL].（2023-4-12）[2024-2-9]. http://health.people.com.cn/n1/2023/0412/c14739-32662031.html.